中醫養生專家王淼 著

養好脾胃不生病

飲食 運動 穴道，直接又簡單的健運脾胃養命法

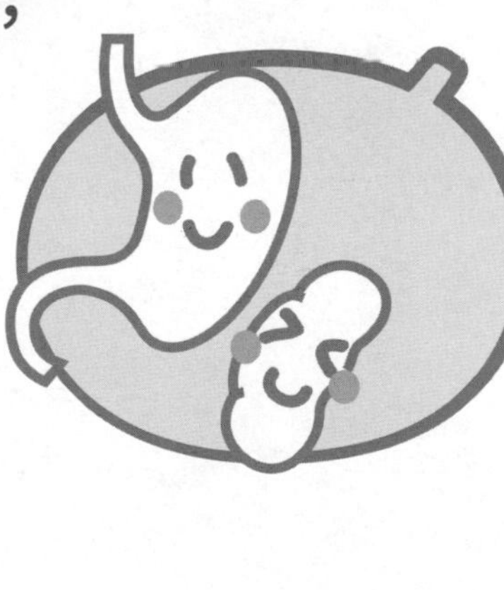

前言
PREFACE

脾胃是人體重要的臟腑，對於維持和促進人體健康有十分重要的意義。而且，脾為五臟之一，胃為六腑之一，二者之間的關係非常密切。

中醫認為，脾胃為後天之本、氣血生化之源。《黃帝內經》中說：「脾胃者，倉廩之官，五味出焉。」我們吃的食物先經過胃的初步研磨、消化之後，再由脾將營養物質化生為氣血，並且運送到全身，從而為我們的生命活動提供動力。可以這麼說，脾胃擔負著我們全身的能量來源，脾胃健旺、化源充足，我們的臟腑功能才能強大，身體才能夠保持健康。

脾胃還是人體氣機升降運行的樞紐，脾胃協調，就能夠促進、調節人體新陳代謝，保證生命活動的協調平衡。

脾胃如此重要，可是我們在日常生活中卻總是會忽視脾胃的健康，過多食用生冷寒涼的食物，或是因為工作繁忙而餓一頓飽一頓，或是為了應酬需要而過度飲酒，或是為了減肥而過度節食，甚至暴飲暴食、缺乏運動等等，這些都會傷害脾胃。脾胃一旦出了問題，不僅會影響食欲、睡眠、情緒，時間長了，還會誘發各種腸胃、全身性疾病。故李東垣在《脾胃論》中說：「百病皆由脾胃衰而生。」

其實，對於養護脾胃，早在兩千多年前的《黃帝內經》中就有很多記載，但是現在人卻很少瞭解這些。

根據我的臨床經驗，我接診的病人都有脾胃虛弱的問題，很多疾病也都是由此而生，但很多時候我們自己還不知道，沒有意識到日常生活中的某些習慣和一些不經意的細節對脾胃造成了嚴重的傷害。

本書以脾胃的養生保健為主旨，全書共分九章，分別從脾胃的健康密碼、如何進行飲食調理、運動調理、穴位按摩調理、一年四季順時調理、具體的症狀調理及通過一些特定的瓜果蔬菜和一些小方法來調理保養脾胃。通過多角度的調養，讓讀者全面認識對脾胃的調理，教大家根據一些具體症狀來判斷脾胃疾病，並提供一些便於操作、可行的調理脾胃方法。

目錄
CONTENTS

第一章 脾胃健康的密碼

第二章 飲食調理——脾胃的守護神

第三章 運動調理——最健康的脾胃良方

第四章 穴位按摩調理
——必不可少的脾胃治療方案

第五章 一年四季順時調理
——更好地滋養你的脾胃

第八章 實用妙方有助調養脾胃

第九章 男女老少都要注重調養脾胃

第一章

脾胃健康的密碼

中醫的脾胃具體指什麼

早在中國古代，就有中醫臟腑學說，可以說這是基於古代學者對解剖知識，對生理、病理現象的長期觀察及臨床實踐總結。

由於古代條件的限制與現代醫學不同的研究方法，使其形成的臟腑學說遠遠超越人體解剖學的範圍，而且還建立了一系列獨特的理論體系。

中醫所指一個臟器的功能，其實是包括了現代醫學裏面幾個臟器的功能，「脾胃」可以說是大家經常聽到的一個詞語，那麼，中醫上所說的脾胃到底指的是什麼呢？

中醫所說的脾胃通常是指人體的整個消化系統，主要包括胃腸道等重要器官。中醫認為，脾胃是「後天之本」，具有受納食物、消化和運輸水穀、化出五味營養以養全身和統攝血液等功能。

每一個人在出生之後，就有賴於脾胃功能的健全，我們吃入的食物營養經過消化、吸收並輸運全身，這樣才能夠保證人體的正常發育和所需能量。因此，脾胃功能的強弱會直接影響到人體生命的盛衰。脾胃功能好，人體營養充足，氣血旺盛，體格健壯；脾胃虛弱，則受納運輸水穀失職，人體所需營養不足，就會造成身體羸弱，很容易生病，自然會影響到健康和壽命。

脾胃虛寒主要是指什麼呢？脾胃虛寒，主要是因為飲食失調、過食生冷、勞倦過度，或者是久病憂思傷脾等所導致的病症。症見納呆腹脹、脘腹痛而喜溫喜按、口淡不渴、四肢不溫、大便稀溏、或四肢浮腫、畏寒喜暖、小便清長或不利、婦女白帶清稀而多、舌淡胖嫩、舌苔白潤、脈沉遲等。我們常會見到因為天氣變冷、吃生冷食物而引發胃部疼痛，疼痛的時候也會伴有胃部寒涼感，得溫症狀減輕。胃痛隱隱，綿綿不休，冷痛不適，喜溫膏按，空腹痛甚，得食則緩，勞累、食冷或受涼後疼痛發作或加重，泛吐清水，食少，神疲乏力，手足不溫，大便溏薄，舌淡苔白，脈虛弱。

只要是有上述症狀的都屬於脾胃虛寒，當然，對於脾胃虛寒者而言，有一些藥物是不能夠服用的，因此，藥用說明上都寫有脾胃虛寒者慎用的字樣。

檢查一下你的脾胃

中國傳統中醫學認為，當脾虛失健，就會清陽不升、濕濁不化，人體就會出現九竅不通的情況。因此，一旦九竅出現了問題，首先就應該想到是脾胃出現了某些問題。

在我出診的過程中，經常會遇到很多患有脾胃病的病人，這些人大多數看上去精神狀態都不是很好，有的人面色發黃或是蒼白，而且嘴唇沒有一點光澤；還有一些人身體過於消瘦，感覺一陣風就能夠把他吹倒似的；還有一些人雖然看起來體格強壯，長得很肥胖，卻一點都不結實，一身肥肉；還有一些人說起話來有氣無力，精神萎靡不振，年紀輕輕卻呈現出未老先衰的症狀，這些症狀大多數是因為脾胃功能受損所造成的。

有的人可能會問，我們是不是可以從這些人的外在狀態看出他們的脾胃到底有哪些問題呢？答案是肯定的，很多時候，我們可以從一個人的外在狀態看出其內在的狀況，而且這是有科學根據的。

那麼，我們應該從哪裡來看呢？在這裡告訴大家一個最簡單的方法，就是從人的九竅來看。什麼是人的九竅？在中醫學上具體主要指兩眼、兩耳、兩鼻孔、口、前陰尿道和後陰肛門這九竅。

中醫古籍《脾胃論》裡有一句話叫「脾胃虛則九竅不通」。脾作為人體的後天之本，主運化水濕、升清陽。水穀所化生的精微之氣被脾升舉至上焦，滋養心肺，並由肺布達九竅、四肢以及皮膚，清陽之氣出於頭面官竅，九竅也就通利。反之，當脾虛失調，清陽不升，濕濁不化，就會出現九竅不通的情況。所以，一旦九竅出現問題，首先要想到的是不是脾胃出了什麼毛病。

一、從口唇的狀況看脾胃

有一天，我們幾個朋友在一起吃飯，我發現一個平時很愛說話的朋友這一次卻不愛說話了。我仔細觀察發現他的嘴唇發白、沒有血色，而且很乾燥，已經脫屑、龜裂了。

我走過去直接問他：「你最近是不是覺得脾胃不太舒服？」

這個朋友非常驚訝地說：「你簡直神了，最近這段時間我是覺得脾胃不好，吃不下，也睡不好。你是怎麼看出來的？」

我笑著說：「是你的嘴告訴我的！」

「我的嘴？可是我一直沒怎麼說話啊！」我的朋友有些丈二和尚摸不著頭腦。

於是我接下來就把這其中道理告訴了他。而且還告訴他每天要堅持按摩陰陵泉穴、三陰交穴等幾個脾經重要穴位。就這樣，大概兩個月之後，我再次見到他的時候，他的身體情況已經大有好轉，嘴唇紅潤，神采奕奕。

我為什麼能夠從嘴唇上看出這位朋友的脾胃有問題呢？其實在《黃帝內經》中指出：「口唇者，脾之官也」「脾開竅於口」「脾之合肉也，其榮唇也」。這其實就告訴我們，明脾開竅於口，脾胃有問題的時候就會表現在人的嘴唇上。一般情況下，脾胃比較好的人，其嘴唇紅潤，乾濕適度、潤滑有光。反之，如果一個人的嘴唇像我那朋友一樣，則說明他的脾胃已經有問題了。

脾還主涎液。傳統中醫認為，涎與唾合稱為「口水」。《黃帝內經》中指出「脾主涎」，這個「涎」就是脾之水、脾之氣的外在表現。當一個人脾氣充足，涎液就能夠正常的傳輸，從而有效幫助我們進行吞嚥和消化，而且它還會老老實實待在口裡，不會溢出來。

一旦脾氣虛弱，脾本身具有的固攝功能就會失調，「涎」也就開始不聽話，例如在睡覺的時候就會流口水。

這個時候可以想一想，為什麼小孩總會流口水呢？因為小孩的身體還沒有發育成熟，脾胃本身就很弱，因此容易流口水。如果發現有人經常性地流口水，那麼我們就可以從健脾入手，進行調理。

二、從鼻子的狀況看脾胃

脾胃與鼻有什麼關係呢？中醫認為，人的肺開竅於鼻，而胃經起於鼻部，所以，脾胃的經脈與鼻竅也是相通的。一個人的脾胃功能失調，就會導致水穀精微沒有辦法上輸濡養鼻竅，很容易引起鼻腔乾燥，而且有的時候還會引起嗅覺失靈、流清鼻涕、鼻子出血等問題。

其實，這些情況大多數都是脾胃虛弱，氣津不足，脾氣沒有辦法攝血，或者是肺虛火上沖鼻竅所致。除此之外，一般鼻翼發紅的人大多數都有胃熱。除了鼻翼發紅，還伴有易餓、口臭、牙齦腫痛等症狀。而這些根本原因就在於脾的運化能力不足，讓食物蓄積滯留於胃，食物積久化熱、化腐所致。如果有人鼻頭發青，而且還伴有腹痛，也說明他的脾胃功能不好。青色為肝木之色，肝氣疏泄太過，橫逆沖犯脾胃，自然會影響脾胃的消化功能。在這個時候，可以多按摩太衝、足三里等穴位，以舒肝健脾。

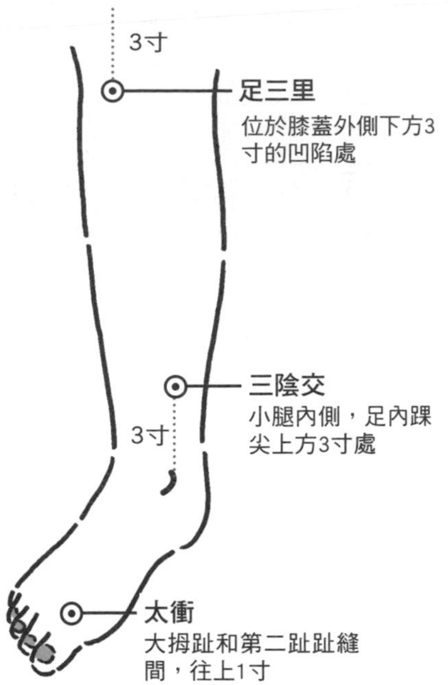

三、從眼睛的狀況看脾胃

中醫上說，肝開竅於目，目之所以能夠看見東西，就是依賴肝血的濡養，而脾胃又是氣血生化之源，脾主統血，因此肝血是稟受於脾胃的。如果一個人的脾胃功能失調，將很容易引起視力疲勞、視物模糊、眼睛紅腫、眼瞼下垂等問題，而且還常伴有食欲不振、大便稀薄、舌淡、脈緩弱無力等症狀。這些大多數與脾氣不足、清陽不升、目失所養有關。

四、從耳朵的狀況看脾胃

人體的耳朵位於清陽交會的頭面部，這是清陽之氣上通之處。腎開竅於耳，《靈樞・脈度》中指出：「腎氣通於耳，腎和則耳能聞五音矣。」腎是人體的先天之本，但也離不開後天之本脾胃的滋養。如果脾胃虛弱，氣血生化乏源，腎精必虧，耳竅失養，就很容易出現耳鳴、耳聾等問題。脾虛氣弱，水濕沒有辦法正常運化，就會導致內生痰濁、耳道閉阻，這也會造成耳鳴、耳聾。

五、從前後陰的狀況看脾胃

中醫所說的前陰包括溺竅（尿道）和精竅（生殖器），主要是排尿和生殖的。中醫認為，腎是水臟，脾為中土，共同主管著水液的代謝化生。脾氣健旺，清升濁降，以助腎化水，使排尿通暢；脾虛則升降功能失調，就會出現排尿不暢，嚴重的還會出現不能排尿的現象。

後陰就是肛門，中醫稱肛門為「魄門」，「魄」與「粕」相通，意思是傳送糟粕的。一旦脾氣虛弱，水穀不能正常運化，就會出現大便泄瀉清稀，而且還有不消化的食物殘渣，有的時候還會伴有腸鳴等問題；脾的清陽之氣一旦下陷，就會出現經常性泄瀉，甚至是久瀉脫肛；脾不統血，則會出現便血。

總而言之，脾胃虛弱會導致九竅不通，反之，從九竅不通也可以判斷脾胃是否有問題，正所謂「窺知其外，乃曉其內」就是這個道理。

中醫學講究望、聞、問、切，只要是有經驗的老中醫大都可以通過病人的脈象、氣色、九竅等反映出的各種症狀，來診斷病人的生病部位。

脾胃，人體氣血的源泉

中醫有句話說：「養生當實際引數氣，欲實際引數氣，當調脾胃」。也就是說，要不斷充實人體中的元氣，需要脾胃來助力。

那麼，什麼是元氣呢？其實元氣也叫原氣或者真氣，它是由腎臟中的先天精氣蒸騰氣化形成的，對於人體而言，是最基本、最重要的氣，是我們生命的源泉。

體內的元氣生成之後，會通過三焦流到全身，各元氣具有推動人體生長和發育的功能，可以溫煦臟腑、經絡、四肢、九竅等組織，促使各組織的生理功能的運行和完善。人體的元氣如果充足，就能保持健康狀態，不易生病；如果元氣受到損傷，就容易生病。

中國金代著名醫學家李東垣在其著作《脾胃論・脾胃虛則九竅不通論》中指出：「真氣又名元

氣，乃先身之精氣，非胃氣不能滋之。」他認為，脾胃是人體元氣產生的源泉。

在日常生活中，倘若平時飲食吃過多生冷、酸辣等刺激性比較強的食物，或者飲食過於油膩甚至是暴飲暴食等，漸漸地，脾胃就會受到損傷，這樣一來，脾胃的消化吸收能力就會漸漸減弱，脾胃對食物中營養的吸收也就不能完全了，而且吸收的僅有的部分營養也難以運送到全身，導致人體元氣衰弱。元氣一衰，人體的抵抗能力就下降，各種疾病就會乘虛而入。因此，古人早在數百年前就認識到脾胃對人體的重要性，認為治療疾病一定要注重脾胃。對於當代人而言，養生治病，自然不能忽視調養脾胃。

脾胃，人體消化、吸收的「司令官」

脾胃位在人體中焦部分，主要功能是消化吸收進入體內的食物，將其精華的營養包括各種微量元素，輸送到人體各個器官和組織，從而讓人體機能維持正常的運轉，是人體健康長壽的堅強後盾。

《靈樞・本臟》中有一句話：「脾堅則臟安難傷。」《靈樞・五味》中也說：「胃者，五臟六腑之海也，水穀皆入於胃，五臟六腑皆稟氣於胃。」中國明代的李中梓在其著作《醫宗必讀・腎為先天本脾為後天本論》中則敘述說：「有胃氣則生，無胃氣則死」。

因為脾胃持續向人體提供各種必需的營養，所以保證了人體的機能正常，脾胃也因此被人們稱為「後天之本」。如果人的脾胃功能出現障礙，就會造成臟器組織營養的匱乏，進而影響臟器的功能，人體的健康狀況就會逐漸下降甚至生病。

在人體消化食物、吸收營養的過程中，脾胃起主要作用，脾胃不和，會導致人體免疫力下降，時間久了容易引發腸胃方面的疾病對，人體健康有很大的損害。治療脾胃不和首先要瞭解清楚屬於哪種類型，然後再根據具體病情選擇合適的治療方案！

對於人體來說，脾、胃的重要性不可忽視。脾胃之間如果相互「合作」得好，共同負責人體對食物的消化、吸收，脾胃就不會有不適感；如果脾胃不和則會有胃痛、反酸、脹氣等症狀。養成科學的飲食習慣、保持積極樂觀的心態，以及適當的藥物治療可以有效預防、緩解脾胃不和。

從中醫學來說，脾乃人體「氣血生發之源」，人體各個組織器官都需要依靠脾臟生發之「氣血」，所以脾的健康狀況與人體免疫力息息相關。

我們維持正常的身體機能不僅要看攝入多少食物，還要看食物在人體內消化及吸收的情況，食物能夠順利被人體消化吸收就能夠滿足人體的正常營養需求。相反，如果人體在消化及吸收食物的環節中出現問題，就容易引起健康隱患，所以消化及吸收情況的好壞也影響著人體的健康。

雖然醫學上認為，脾胃均參與食物的消化吸收過程，但這兩個器官所起到的作用還是有明顯的差別。

從中醫的觀點來看，胃主受納，脾主運化；胃氣主降，能夠使食物及其糟粕得以下行，脾氣則主升，使食物之精華得以營養全身；此外，胃喜潤惡燥，脾喜燥惡濕。納與化、升與降、潤與燥之間相輔相成，對立統一。

由此可以看出，脾胃在人體消化、吸收食物的過程中，是對立統一的關係，如果兩者運行平穩，人體就能順利完成食物消化吸收中重要環節，相反，如果兩者之間運行失調，就會出現脾胃不和。脾胃之間的對立統一關係如果失去控制，既能影響人體對食物的消化吸收，也能引起脾胃功能失調，這就是我們通常所說的脾胃不和。中國古代醫書《明醫指掌》曾記載：「脾不和，則食不化；胃不和，則不思食。脾胃不和則不思而且不化。或吐，或瀉，或脹滿，或吞酸，或噯氣，或噁心。」這些其實就是脾胃不和的基本症狀。

從臨床表現來看，脾胃不和的症狀有很多種，脾胃受納、運化功能失常，會造成食欲減退、食後腹脹甚至是胃脘痛、嘔吐等症狀，另外，西醫中常見的胃及十二指腸潰瘍、慢性腸胃炎及慢性肝炎等疾病，都與脾胃不和有很大的關係。

脾和胃是永不分離的好搭檔

現在人越來越重視養生，在養生過程中，脾和胃是一體的，所以不要單獨照顧脾，或單獨照顧胃，而是兩者都要照顧到，才能有養生的效果。

生活中，我們在形容兩個人之間交情深厚或關係很親近時常用這個詞：「肝膽相照」。從中醫觀點來看，肝與膽是互為表裡的，二者屬於相互照應、和諧共存的關係，一旦一方出現了問題，另一方必然會受到一定程度的影響。

同樣的道理，脾和胃也和肝膽一樣是互為表裡，也是相互照顧的。所以胃生了病會傷及脾，脾生了病也會影響到胃。因此，體內後天營養充足與否，很大程度上取決於脾和胃的共同作用。

中國古代醫術《脾胃論・脾胃勝衰論》中有這樣的記載：「夫飲食不節則胃病，胃病則氣短精神少而生大熱，有時而顯火上行，獨燎其面」。

另外，《黃帝針經》中也有相關記載：「面熱者，足陽明病。胃既病，則脾無所稟受，脾為死陰，不主時也，故亦從而病焉。」現代人與古人相比，在飲食方面發生了很大變化，主要是變得沒有節制，特別是一些年輕的上班族，他們往往忙於工作或三餐不規律，或冷熱不忌，因此現在年輕人之中患脾胃疾病的人很多。中醫認為：「面熱者足陽明病。」看看胃經經脈循行圖就可以發現，胃經有一部分循行在面部。故而，如果一個人面紅發熱，他的脾胃肯定有問題。如果胃生病了，它所受納的食物自然會大大減少，在這種情況下，脾就不能把更多的水穀精微運送到全身各處，於是全身的營養就跟不上，人也就容易生病。

《脾胃論・脾胃勝衰論》中也有這樣的記載：「形體勞役則脾病，脾病則怠惰嗜臥，四肢不收，大便泄瀉；脾既病，其胃不能獨行津液，故亦從而病焉。」其實就是說，如果太勞累、不注意休息，身體狀況就會逐漸下降。曾經有年輕朋友也跟我說過自己的情況，「工作太忙了，經常加班，我們也沒辦法啊！」

站在中醫的角度來看，如果過度勞累，會造成脾氣虧虛，減弱脾的運化力，全身各處得不到營養，就會出現愛困、精神不濟、四肢無力、大便稀溏的情況。如果脾生病了，體內的津液不能通過，就會跟著出問題。

總之，養生時，一定要兼顧脾胃，才是正確的養生之道。

脾胃和五臟的關係

明代醫家孫文胤在其著作《丹台玉案・脾胃門》中指出：「脾胃一傷，則五臟皆無生氣。」這句話是說，人體的五臟都是通過進入胃部的營養物質來運行，食物入於胃，和調五臟而產生了血。如果脾胃的運化功能健旺，氣血就很充盈，就能給人體供給充足的營養；且脾胃受損，氣血生化之源就會匱乏，從而導致五臟營養不足而失養，造成人體氣機失調，於是各種疾病隨之而來。

因此，「百病皆由脾胃衰而生」，而「治脾胃即可以安五臟」，養脾胃就是安撫五臟。那麼，脾胃和其他臟器又有怎樣的關係呢？

1. 脾胃與心的關係

《靈樞・邪客》中有這樣的記載：「心者，五臟六腑之大主也，精神之所舍也。」也就是說，心臟是人體臟腑中地位最高的，它是人體的司令部，主導和統率人體各臟腑功能的活動。

心臟是人體各個器官的主導，當然也包括脾胃。心主神明，所以失眠與心臟有很大的關係。中醫有個觀點：「胃不和則臥不安」，這就是說，如果脾胃不和，容易造成睡眠不好。在現實生活中，有一些人不吃晚飯，到了半夜就會餓得睡不著覺；也有另一些人則完全相反，晚上吃多了，也不運動，就直接上床睡覺。在這種情況下，胃主受納、脾主運化的功能也同樣會受到影響，於是就會對睡眠造成影響，人就睡不著。

心也具有主血脈的功能，脾可以統血，它能夠讓血液待在脈裡不跑到外面來。由此可見，只要脾氣健旺，人體就能產生充足的血液，從而讓心臟保持正常運行。

如何做到脾胃和心同養？養生時，既要照顧好脾胃，也要養護好心。要做到這兩點，就應該在平時多靜心養氣，這樣就能做到既不會擾亂心血，也不會損耗心氣，從而達到心氣平和、滋養脾臟、養脾健胃的目的。

要養心健脾，我們可以通過多按摩心包經和心經上的穴位，比如，按摩內關穴、神門穴、極泉穴。

內關穴能夠調節情緒、調節睡眠，同時也能調節心臟，另外，它對一些胃腸問題也能產生很好的調節作用，比如噁心嘔吐、消化不良等症狀。尋找該穴位時，可以伸直手臂，手掌向上，腕關節微微彎曲，要能夠看到腕部的兩條橫紋，再從靠近手掌處的腕橫紋正中向直上量取二寸的地方便是此穴位。

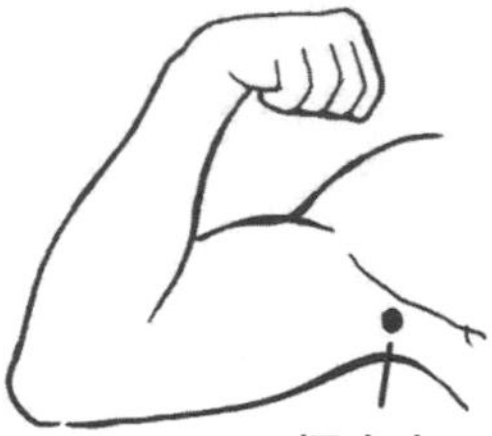

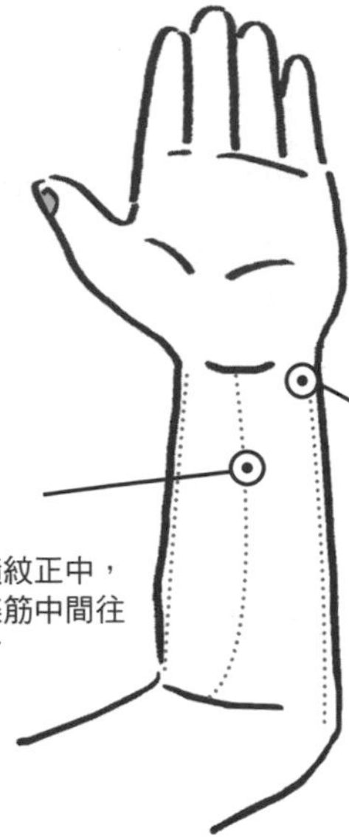

神門穴屬於心經的原穴，在人體的手腕部位，手掌側橫紋的尺側端。尋找該穴位時，手掌朝上，在手掌小魚際上角可以看到一個突起的圓骨，從該圓骨後方向上摸，即可摸到一條大筋，這條大筋的橈側與掌後橫紋的交點處就是神門穴。

極泉穴具有寬胸理氣、通經活絡的功效。該穴在腋窩的頂點，尋找該穴時，先抬起一隻手臂，彎曲肘部，然後用另一隻手按壓腋窩中央部位，腋窩中央有動脈搏動的地方便是極泉穴。

日常生活中，可以多按摩這幾個穴位，每個穴位每次按摩三到五分鐘即可，長久持續下去，就能得到較好的效果。

2. 脾胃與肝的關係

脾胃與肝之間有什麼關聯呢？中醫認為，肝主疏泄，喜條達，是調暢全身氣機的，只有通而不滯、散而不鬱。我們平時所說的肝鬱氣滯，其實都屬於肝失疏泄的一個表現。肝鬱則脾虛，肝氣鬱結了，自然就會橫逆犯脾，脾氣本來就虛，又兼顧肝氣所犯，氣機鬱滯，就會出現運化失常。現代人的生活與工作壓力比較大，最容易侵犯肝臟，導致肝失條達、脾胃不和，最後出現食欲不振、四肢無力等問題。

平時，有一些朋友總是和我說自己的肚子老是脹氣、腹脹，有時候吃完飯還感覺餓，但是肚子裡面卻已經是鼓鼓的了，吃了一些治療胃腸疾病的藥也不管用。我問他們平時工作怎麼樣？他們都說壓力非常大，經常跟上司或下屬的關係緊張。這其實就是肝本身先出現了問題，導致脾胃不好。所以，在這種情況下你必須先養好肝。肝的問題解決了，脾胃才可以正常運轉。

脾雖然也受到肝的制約，但對於肝臟還是有一定的幫助。肝為剛臟，有賴脾供給血液濡養，才不會剛強太過，失去條達的本性。《素問・經脈別論》中記載：「食氣入胃，散精於肝，淫氣於筋。」這說明肝臟當中所藏的血和它所主的筋的營養，都是來自於脾胃水穀的精微。

一個人很容易暴躁，動不動就發火。就說明肝與情志有很大的關係，「怒傷肝」其實講得也是這個道理。

3. 脾胃與肺的關係

經常刺激太淵穴、列缺穴以及足三里穴、中脘穴可以養肺健脾。

太淵穴是肺經原穴，能夠大補肺氣。它在腕橫紋上，可以在掌後腕

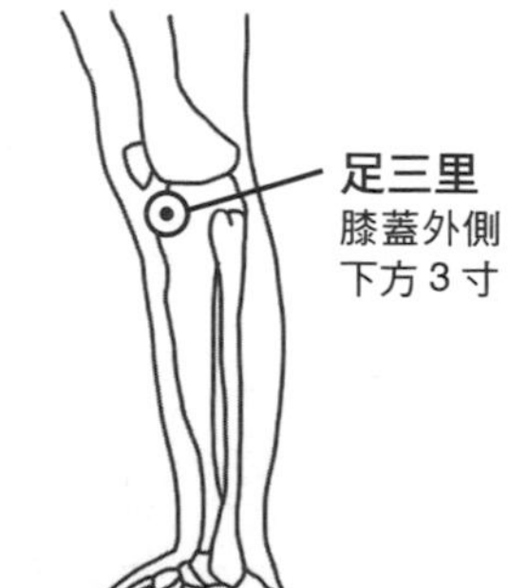

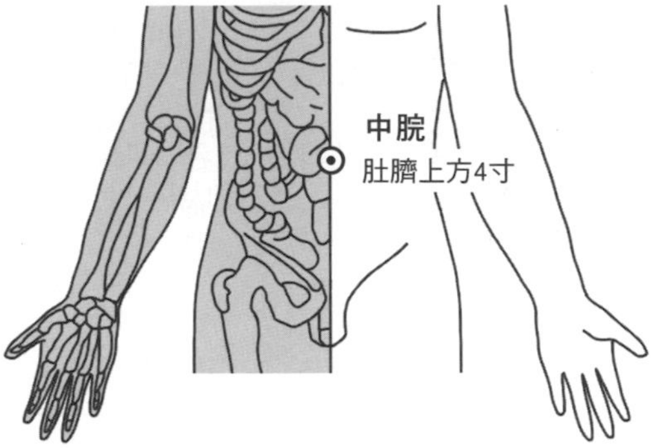

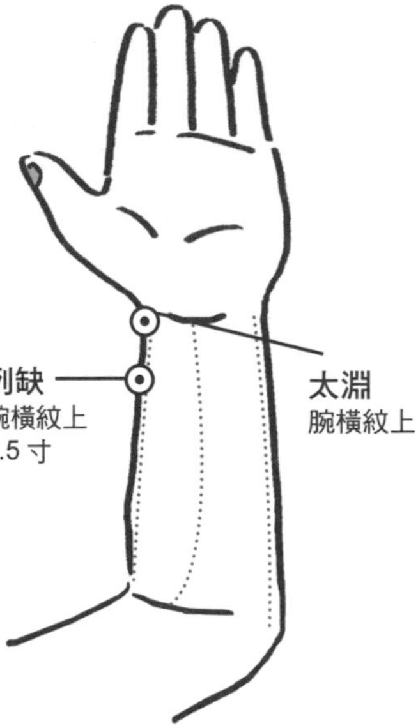

關節橫紋外側端、動脈搏動的地方取穴。這個穴很深，按揉的時候，力度必須大一些。

列缺穴是肺經的絡穴，在前臂橈側，橈骨莖突上方，腕橫紋上一點五寸。取穴時，張開雙手虎口，把虎口垂直交叉在一起，把一隻手的手指按壓在另一隻手後橈側的高突處，手指所按壓的地方即是。

4. 脾胃與腎的關係

《素問・靈蘭秘典論》說：「腎者，作強之官，伎巧出焉。」「作強」的意思就是指發揮和表現出強壯的姿態。腎能藏精，精能生骨髓而滋養骨骼，因此，腎有讓人保持精力充沛、強壯矯健的功能。

腎是先天之本，脾是後天之本，二者之間是相互滋生、促進的關係，如果兩者不能相互協調，就會影響人體的生長、發育以及壽命。

中醫為什麼這樣說呢？腎藏精，我們之前也提到過了，主要分為「先天之精」和「後天之精」。「先天之精」來源於父母的，而所藏的「後天之精」則全賴脾胃運化的水穀精氣所化。所以，脾胃健旺，水穀精微充足，不斷滋養於腎，就能夠讓腎中精氣盈滿。如果脾胃虛弱，腎中精氣不足，自然會導致腎虛。

脾屬土，腎屬水，所以脾土能夠克制腎水。但是土也有濕土和燥土之分，脾屬濕土而胃屬燥土。濕土無法制水，水濕反而還會助水，只有燥土才能制水。所以，要腎水不致氾濫成災，必需有充足的胃陽。如果胃陽不足，土就不能制水，而水為病，溢於肌膚，就容易出現水腫。

長期脾虛會導致腎虛，腎虛又有腎陰虛和腎陽虛之分。腎陰虛多表現為五心煩熱、容易盜汗；而腎陽虛多表現為畏寒怕冷、手足不溫。

有一個簡單判斷腎陰虛和腎陽虛的方法。通常而言，腎陰虛是物質性的，腎陽虛屬於功能性的。打一個簡單的比方，這就好像用電鍋做飯需要米，如果沒有米，就是「米」這個物質虧虛了，這就是腎陰虛；有米但是電鍋壞了，沒有了做飯的功能，就是腎陽虛。

養好脾胃治未病

有句話叫「四季脾旺不受邪」，這句話說明，一年四季中，如果人體的脾胃功能旺盛，就不容易受到病邪的危害。可以說，養好脾胃是「治未病」的關鍵。在日常生活中，我們經常會看到一些患有肝病的人或是面黃肌瘦，或是食欲不好、精神不濟，這到底是什麼原因呢？從中醫五行來看，肝屬木，脾屬土，如果肝氣鬱結，肝火太旺，自然會出現肝克伐脾太過的現象，從而就會導致脾氣虧虛，出現食欲不振、精神不濟等問題。所以，治療肝病時，一定要先養好脾。

《金匱要略》中說：「見肝之病，知肝傳脾，當先實脾」，這句話說的其實也是前述的意思。肝病最容易影響脾，為了防治肝病，就應「當先實脾」。「實脾」是什麼意思呢？就是「使脾氣充實」的意思，脾氣充實，就能有效防止肝病傳給脾，也能更有利於肝病儘快痊癒。

曾經有一位大約四十歲的女性，她曾經有過一次人工流產的經歷，而自從那次流產之後，她的月經就開始不規律，也開始提前。而且每次來月經時，剛開始的出血量都會比較少，顏色發黑，有血塊，肚子非常痛，兩三天之後血量漸多，持續十多天之後才會結束。

我幫她檢查之後發現，她的舌淡紅苔白，脈左弦細，右濡弱。這其實是很明顯的血不濡養肝，氣血相爭的症狀。中醫認為，月經病的發生大多數是肝鬱氣滯、氣滯血瘀所導致。後來，我採用「治肝者當先實脾」的方法，為她治療了一段時間，效果非常明顯。

中醫大多是可以觀其一角而窺其全貌的。從「見肝之病，知肝傳脾，當先實脾」中就可以看出，五臟之間有著相互聯繫、相互制約的關係的，這種關係通常用五行的生剋制化來說明。一臟有病，一定會影響到他臟，治療時，應該同時予以防治，這也就是中醫「治未病」的觀念。

《黃帝內經》記載：「聖人不治已病治未病，不治已亂治未亂。」又曰：「上工治未病，不治已病。」這句話說的是，一個好的醫生應該善於治療沒有發生的病。中醫「治未病」包括三層含義：未病先防，既病防變，病後防復。

第一層含義：未病先防。就是說應該在沒有得病的時候就積極防治疾病。能治這種沒有病的病才是最好的醫生。

那麼在生活中應該如何防病呢？《黃帝內經》有詳細的介紹：一方面是「順應天時，天人合一」，做到「春夏養陽，秋冬養陰」的原則；另一方面是「飲食有節，起居有常，不妄作勞」，從而達到「精神內守，病安從來」的結果。

第二層含義：既病防變。也就是說在得病後，一定要積極治療並預防其發生轉變而加重。「見肝之病，知肝傳脾，當先實脾」便是此一思想的具體體現。又比如說，糖尿病是現代人常見的病，其實這個病本身沒什麼大不了，但是它的併發症相當可怕。可是有一些人就是因為沒有重視既病防變的觀念，結果導致出現糖尿病的併發症。

第三層含義：病後防復。病好後需要防止復發。日常生活中，有一些人有點風吹草動就容易感冒，並且反復發作，這其實就是沒有做好病後防復的工作。

脾胃作為後天之本，就中醫「治未病」這點上有什麼積極的意義呢？《金匱要略》在「治未病」中強調脾胃的重要作用，指出「四季脾旺不受邪」。如果我們每一個人都能夠認識到脾胃的重要性，平時做到「不治已病治未病」，而且能夠及時進行預防，自然就可以「盡終其天年，度百歲乃去」。

八個絕招調養脾胃

1. 注意保暖

很多老中醫都說，身體上出現的很多毛病都是因為沒有做好保暖工作造成的。特別是到了春寒料峭的時候，脾胃虛弱的患者更需要注意保暖。有胃痛的患者一定要避免手冷；腹瀉的患者最好在肚臍處進行有效地保暖。日常生活中要少吃一些生冷的果蔬或飲品，女性朋友可以多喝一些薑茶。

2. 保持積極樂觀的情緒

積極向上、輕鬆樂觀的情緒可以讓人體陰陽平衡、氣血暢通、神志清楚，保持健康狀態促使疾病早日痊癒。現代醫學研究也發現，人的精神愉快時，中樞神經系統會很興奮，使指揮作用變得更強，讓人體內進行正常的消化吸收、分泌和排泄的調整，從而保持旺盛的新陳代謝。如果能持續做到上面這幾項，脾胃功能自然會不斷進行改善，脾胃虛弱也自然會逐漸好轉、痊癒。

3.適當地進行運動鍛煉

運動鍛煉的方法有很多種，慢跑、爬山、瑜伽、氣功等都是非常好的選擇。經常參加運動鍛煉可以有效促進腸胃蠕動，提高身體的消化能力和營養攝取能力。與此同時，還能促進體內的新陳代謝，排除身體毒素。

4.科學飲食

我們一定要養成一個良好的飲食習慣，每天定時、定量的吃飯，而且還要做到葷素搭配、粗細搭配，千萬不要偏食、挑食。除了正常的主食，還應該適當地增加一些新鮮蔬菜和水果，以利提高消化能力。飲食要有節，一日三餐要巧安排。俗話說得好：「早飯飽、午飯好、晚飯少」「晚飯減一口，活到九十九」。因為人類的基礎代謝白天比晚上旺盛，對於食物的需要量和消化功能也比較強，到了晚上活動少，能量消耗低，與此同時，飲食要清淡一些，特別是中老年人，不要多吃肥膩、油煎、過鹹的食物，一定要注意限制動物脂肪，建議多吃一些豆類食品和新鮮水果。少吃一些辛辣、刺激性食物，比如大蒜、油炸食物、辣椒、膨化食品等，與此同時，也要少吃一些生冷食物，因為這些食物往往難以消化。

5.常咽唾液

唾液，在古代被稱為「金津玉液」，民間一直流傳著「白玉齒邊有玉泉，涓涓益我度百年」的諺語。中醫認為，口中的津液充盈才是健康長壽的保證。每天早晨漱口之後，可以寧神閉口，先叩齒三十六次，之後咬緊牙齒，再用舌頭在口腔中四下攪動，不要在意次數，以津液滿口為度，再分次緩緩咽下。齒要常叩，牙齒的功能對身體健康的影響很大，想要健脾胃，必須保護好牙齒。

古代的養生學家講究「清晨叩齒三百過者，永不動搖」。具體做法是：摒除雜念，全身放鬆，口唇輕閉，然後上下牙齒有節律地互相輕輕叩擊。

還有就是吃完飯後散步。唐代大醫學家孫思邈說：「平日點心飯訖，即自以熱手摩腹，出門庭行五六十步。」如果能夠長期持續這種方法，對於調整脾胃功能、促進食物消化吸收、防治消化不良以及慢性胃腸疾病都有很大好處。

6.養成良好的進食習慣

除了要注意飲食衛生，不吃不乾淨的食物，還應該多吃一些溫、熟、軟的食物，勿食或少食生冷，以「熱不炙唇，冷不振齒」為宜，特別要忌食黏硬不易消化的食物。與此同時，吃飯時還要保持好心情，而且一定要專心致志，細嚼慢嚥，飯後不宜馬上洗澡或是進行劇烈運動。

7.因人、因時、因地制宜

根據每一個人的體質不同，按照四季的變化和各地氣候、水土的不同，選擇適宜的食物。

8. 進行食補或食療時

一定要注意食物的辛、酸、甘、苦、鹹五味所禁或者是忌口，由於五味之性各有所偏，對於不同人的體質或者是疾病，必須要避免不同的味氣所傷，以免助邪而攻正。

警惕傷害脾胃的小事

1. 飲食自倍，暴飲暴食

「飲食自倍，腸胃乃傷」，這句話是古人告誡我們不要過食，以免傷及身體。特別是傷害到胃納和脾化。

所謂「胃納」，主要是胃主受納，以攝取水穀食物之意；脾化，也就是脾主運化。人體這種特殊的功能，會消化吸收飲食，化生氣血精微物質，輸送到臟腑、組織、器官，以供它們活動所需。可是，有一些人就是不聽勸告，經常暴飲暴食，或是吃大量難以消化的食物，甚至三天一小宴、五天一大宴，攝入過量肥甘厚味，長此以往，就會讓身體喘不過氣來，不僅脾胃的功能喪失，還無法運化水穀精微，出現生痰、生濕、生水，使營養物質變成有害廢物，傷及人體，從而出現肥胖、水腫、痰飲、泄瀉、心悸、出血等各種病症。

2. 寒涼冷飲，過度食納

我們都有過這樣的體會，一到夏季，身體的工作量就明顯增加，這到底是為什麼呢？主要是因為盛夏炎熱，人們僅是注意防暑降溫，全然忘記考慮自身的承受能力，特別是小孩，對冰棒、霜淇淋等各種冰品就好像是「家常便飯」一樣。大人們也經常把冰鎮啤酒、冰鎮西瓜等當作「美味佳餚」，這些過多的生冷食品，都是由身體來處理，自然也就難免力不從心。

雖然身體有「運化水濕」的功能，可是時間一長，長期不斷的工作，就是鋼鐵也撐不住，會要「罷工」。我們要清楚的是，寒涼不僅會傷害脾，還會敗胃。脾胃一敗，飲食自然無法正常消化，不僅會胃寒噁心、脘腹脹滿、納食不香，而且還無法有效輸送水穀精微的營養物質，從而導致貧血、頭暈、心悸、失眠、水腫、腹瀉、咳嗽、痰白等諸多病症。這個時候只要照照鏡子，就會發現自己的舌苔又白又膩。

3. 偏食偏嗜，任其胡為

俗話說得好：「食不厭雜，飲食以養胃氣」。五味偏嗜過度會造成脾胃損傷，比如《黃帝內經》早就說過：「五味入胃，各歸其所喜，酸先入肝，苦先入心，甘先入脾，辛先入肺，鹹先入腎。」可是如今，每家孩子都是寶貝，大人非常溺愛，飲食任其隨意，烤肉串，優酪乳，早也吃，晚也吃，肉不離口，飲料不離手，小小年紀就開始發胖，又或是瘦如柴，或是貧血嚴重。還有些小孩，飲食特別非常怪異，專吃泡麵，或果凍，或炸雞塊，或燒烤，吃來吃去，營養就失去了平衡，發育也減緩了，脾胃功能也減弱了，個子自然長不高。其實，不僅是小孩，還有很多成年人也是非常不注意飲食，今天麻辣燙，明天火鍋，早晚都吃，天天如此，怎麼可能不傷身？

4. 勞役過度，起居不時

做任何事情，都要有一個限度。過度勞累會損耗脾胃之氣。但是很多人都不以為然，不注意休息。打電動、打麻將、滑手機，這些活動不是不可以，但是有的人卻是毫無節制，通宵達旦，導致勞神耗氣，神疲乏力，四肢困倦，胃口極差，口淡無味，這些都是因為勞倦過度所致。其實，老中醫很早就提醒過：「勞則耗氣」「勞倦傷脾」「勞役過度，則耗損元氣」。與勞相反，過「逸」也會傷害到脾胃之氣。過度安逸，完全不進行勞動和運動鍛煉，就會讓氣血運行不暢，脾胃功能呆滯，食少乏力，精神萎靡。所謂「久臥傷氣」「久坐傷肉」，講的就是這個意思。如果能勞逸結合，脾胃之氣自然充旺，少生疾病。

5. 飲食不潔，憂思太甚

飲食不潔，誤食毒物，是很容易傷害脾胃的。許多腸道疾病，比如「痢疾」「腸炎」「腹瀉」

「食物中毒」等，往往就是因為飲食不潔，傷害脾胃所致。所以，早在漢代張仲景著《金匱要略》一書，就專設「禽獸魚蟲禁忌」「果實菜穀禁忌」等篇來告誡後人，並明確指出：「飲食滋味，以養於生，食時有妨，反能為害。」

情志太過或不及也會傷害脾胃。有的人稍微遇到點挫折，或工作不順，或感情不順利就想不通，你可知道，「思則氣結」「思傷脾」「苦思難解則傷脾胃」。脾胃一傷，氣血功能就很容易紊亂，氣機升降失司，經常就會出現腹脹納呆、食少嘔泄等病症。

鼻頭發紅，警惕脾胃問題

其實一個人的「面色」不僅是臉上的顏色，還在一定程度上反映出身體健康狀況。脾為「後天之本」，它位於人體腹部的中央，顏面中央鼻頭的顏色也就很好的預示了脾胃的功能。

如果鼻頭發紅，說明脾胃有熱證。鼻頭的部位主脾，兩側鼻翼主胃，所以如果整個鼻頭，包括鼻翼都發紅，就說明脾胃都已經出現熱證，而且是實熱，這樣的病人往往表現出特別能吃。胃的功能是消化飲食，如果胃有火，就會表現為「消穀善饑」，也就是特別能吃，吃完沒多久就餓。對於這類病人，應該根據具體情況進行治療，如果是實熱就要清胃瀉火，虛熱則養陰清熱。

有部分病人特別能吃是因為得了消渴症，也就是我們經常說的「糖尿病」。我曾看過一位病人，平時特別能吃，他自己也有一定的醫學常識，覺得自己是胃氣非常足，還挺高興地說：「你看我多能吃啊！」可是我一看他的鼻頭紅赤色，而且鼻翼非常紅，就斷定他有胃火，最後通過全身檢查，發現他血糖值升高，可以說是一個典型的糖尿病患者。再後來，通過清胃火、調理飲食、增加運動，才逐漸有效控制了病情。

鼻頭如果出現了淡白色預示血虛；而如果出現白色，且裡面透著一種不自然的青光，就表示氣虛；如果鼻頭出現青紫色，說明脾胃有氣滯血瘀，這是病情嚴重的標誌。漢代醫家張仲景所著的《金匱要略》裡曾經說到「鼻頭色青腹中痛」，也就是說鼻頭顏色發青發紫，人就肚子痛。還說「苦冷者死」，意思是病人還會出現怕冷的症狀，這個時候病情就已經非常危重了；鼻頭最忌諱出現黑色，青黑色不論出現在臉上哪個部位，都是病情危重的標誌，必須高度重視，及時就醫。

飯後肚子脹——脾胃不和

在日常生活中，很多人在飯後經常會出現腹脹，而且往往會伴隨著食欲減退、不想吃飯、打嗝等症狀。出現這種情況主要是因為脾胃有了問題，嚴重的也不排除患有慢性胃炎。飯後肚子脹是身體告訴我們的信號，讓我們知道自己已經出現脾胃不和，要加以注意。

飯後肚子脹而且還常常伴有腹瀉，大多數情況是因為胃腸虛弱。這主要是因為身體的健康原動力不足，身體對於食物的消化、吸收、轉化、利用的能力就會下降，胃腸消化酶的分泌量也會大為減少，我們所攝入的食物就無法被完整地消化吸收，自然也就會滯留在胃腸道內，發生異常酵解而產生氣體。對此，我們不能掉以輕心，要及時注意身體告訴我們的信號。

有很多人對於脾胃不和、食欲不振等症狀好像已經司空見慣。偶爾的胃痛、精神倦怠等也被看成是自身常見的狀態，不會刻意去關注。其實這些症狀很可能與脾胃不和有一定的相關性，也與不良的生活習慣有關，所以這些症狀的出現也在提醒我們要關注自己的生活方式。如果症狀嚴重，就應該選擇用藥或到醫院診治。

1.腹脹、胸悶、嘔吐等均為脾胃不和症狀

從中醫的角度來看，脾胃虛弱確實很容易引起胸悶作嘔、食欲不振、精神倦怠、大便溏泄等症狀。中醫又把脾胃不和分為脾氣虛、脾陽虛、胃氣虛、胃陰虛四類。脾氣虛的症狀主要是氣短乏力、頭暈、大便溏泄；胃腹冷痛，食生冷油膩就會出現腹痛、腹瀉、大便稀等則是脾陽虛的表現；胃氣虛主要表現在胃脹、胃痛、打嗝、食少、飯後脹滿；胃陰虛主要表現在虛火上炎、口乾、容易饑餓、胃酸、隱痛不適等。總體而言，食欲不振、大便溏泄、腹脹等都與脾胃不和有著密切的關係。

2.脾胃不和與生活習慣相關

脾胃不和有一定先天因素的關係，這也就是為什麼同樣的飲食及環境下，有的人很容易出現嘔吐、噁心等脾胃不和的反應，但是有一些人卻沒事。除去先天因素，日常生活習慣也與脾胃不和緊密相關。

其實不單純是脾胃不和，有很多慢性病的形成也和人們的生活習慣有密切的關係，尤其不良的飲食習慣是導致脾胃不和的重要原因。從現在的情況來看，隨著速食市場的逐步發展，我們有了更多的選擇，但長期食用速食很容易帶來一些健康隱患，西方速食的烹飪方式以炸為主，食物中含有大量熱量、脂肪等。過多攝入速食，較多的熱量、脂肪不僅增加了消化系統的負擔，長此以往也會導致肥胖

等問題。

除去日常飲食的食物種類，飲食是否規律也很重要，有營養學家宣導「早吃好，午吃飽，晚吃少」的飲食習慣，其實這些僅僅是日常飲食的基本要求，結合現今情況來看，恐怕有不少人的飲食習慣都很難達到這個要求。特別是對於大多數上班族而言，一頓豐盛的早餐對很多人來說是奢侈品，很多人經常不吃早餐或是在路邊攤隨意解決。由於工作原因，晚餐也經常吃得太晚或太豐盛，其實這些都不是合理的飲食習慣。有專家指出，晚餐進食時間過晚或者進食過多、過於油膩都會讓胃食道逆流及損傷食道黏膜。與此同時，長期攝入高脂肪類食物會造成體內膽固醇增加或肝臟合成膽固醇量增多，這也是膽結石形成的誘因之一。

手腳冰涼——脾胃虛寒

俗話說「看手腳知健康」。如果一個人的手腳冰涼，腿腳經常抽筋，就要注意，因為這是身體發出的信號。

每年到了秋冬季節，有很多人身上穿著厚厚的衣服，但是手腳還是會經常性地發涼。可是很多人並沒有太過注意，但情況都是與身體器官衰老有著密切的關係，更意味著脾胃出現了虛寒。

以腳部來說，有很多人到了冬天，腳上總是感覺涼冰冰的，即便穿上再厚的襪子、棉鞋也覺得涼颼颼的。這其實都是脾胃虛寒惹的禍。脾胃一旦出現虛寒，就會導致血液循環不暢通，造成手腳冰涼。手腳一旦出現冰涼，且伴隨有指甲變成紫色的情況，可能是動脈栓塞的早期徵兆，應該及時到醫院進行檢查。

還有很多人在晚上睡覺的時候容易出現抽筋的情況，這可能是因為白天站姿不正確引起的。一旦出現此類情況，睡覺時可以將腳稍微墊高一些。有一些人會經常出現頭腫痛或者是麻木的情況，這其實也是脾胃虛寒的一種表現。如果腳趾頭、腳底板都有麻木疼痛的感覺，而且還有刺痛燒灼感，那可能與糖尿病有關。如果腳的脹痛感主要是麻木感，很可能是靜脈栓塞。

脾虛，在中醫學是指脾臟虛弱而引起的病症，脾具有運化食物中營養物質，以及輸布水液和統攝血液的作用，脾虛則運化失常，造成營養障礙，水液失於布散而生濕釀痰，或出現失血等情況。

有的人一到了秋冬季節，身上並不感覺到寒冷，但手腳卻總是不暖和，這也是脾胃虛寒的表現。天氣寒冷，女性就容易出現氣血虧虛的情況，因為女性乃氣血之人，很容易因為全身氣血不足而失養，從而造成內分泌失調，各種代謝功能紊亂，最後產生「虛證」。

我建議大家多吃以下五類食物，健脾補脾

1.五穀雜糧類

白米：味甘，性平，具有健脾和胃、強健肌肉的功效。用於脾虛煩悶、泄瀉、消瘦、下痢。

黃豆：味甘，性平。具有健脾寬中，潤燥的功效。用於疳積瘦弱、腹脹瀉痢等症。

蕎麥：味甘，性涼。具有消積下氣，健脾除濕的功效。用於胃腸積滯、腹脹滿及脾虛而有濕熱的腹瀉、痢疾。

芝麻油：味甘，性涼。具有潤腸通便，解毒，生肌的功效。用於腸燥便祕、蛔蟲、食積腹痛、潰瘍等。

2.肉蛋類

豬肚：味甘，性溫。具有補虛損，健脾胃的功效。用於虛勞瘦弱，胃疼痛、胃下垂、小兒疳積等。

豬脾：味甘，性平。具有健運脾胃。用於脾胃氣虛引起的食欲不振、神疲乏力、腹脹、便溏等症狀。

牛肚：味甘，性平。具有補脾胃，助消化，益氣血的功效。主要用於脾胃虛弱所致的消化不良及氣血不足的體質虛弱。

3. 水產品類

草魚：味甘，性溫。具有補脾暖胃的功效。用於虛損、少氣乏力、飲食減少之症。

鯽魚：味甘，性平。具有益脾開胃，利水除濕。適用於脾胃虛弱、少食乏力、嘔吐等症。

鱅魚：又名胖頭魚、大頭魚。味甘，性溫。具有暖脾胃，益腦髓的功效。用於治療脾胃虛弱而導致的食欲不振、消化不良。

平魚：味甘，性平。具有補益氣血，健脾益胃的功效。用於小兒久病體虛、氣血不足、倦怠乏力、食欲不振等症。

4. 蔬菜類

番茄：味甘酸，性微寒。具有健脾開胃，生津止渴的功效。用於食欲不振、熱病、口渴等症。

大頭菜：味苦辛甘，性平。具有溫暖脾胃，順氣開胃，解毒利濕的功效。用於食積不化，寒涼飲冷所致的腹痛，濕熱黃疸，小便不利等症。

猴頭菇：味甘，性平。具有補脾益氣，助消化的功效。用於脾胃虛弱，飲食減少，消化不良，或體倦乏力等症。

扁豆：味甘，性平。具有健脾開胃，和中益氣，消暑化濕的功效。用於暑濕吐瀉、脾虛嘔逆、食少便溏、泄瀉水腫等病。

5. 水果類

蘋果：味甘酸，性平。具有健脾益胃，生津止渴的功效。用於中氣不足、腹瀉、便祕等症。

椰子：味甘，性溫。椰子肉可以補虛，強壯身體，適用于治療小兒疳積黃瘦；還可驅蟲，對絛蟲、薑片蟲有效。

大棗：味甘，性溫平。具有益氣養血，補脾健胃，生津止渴，強神壯力的功效。適用於脾胃虛弱、納食不香、大便稀溏、氣血不足，貧血缺血，睡眠不安者。小兒不宜生食，熟食每次不宜食用過多，食入過多會助濕生熱，胃脹中滿，損壞牙齒。

柳丁：味酸，性涼。具體健脾和胃，止嘔寬胸的功效。主要用於食欲不振、食後腹脹、嘔吐、便祕等症。

睡覺流口水——脾虛

口腔潰瘍、嗓子不適、牙齦等問題都會刺激口腔內腺體的分泌，導致口水分泌過多，睡覺時就很容易流口水。而且，有一些面部肌肉的問題，比如面部神經麻痹、中風導致的面部肌肉鬆弛等，或者是口腔內的腺體不受神經支配，都可能導致成人在睡覺的時候流口水。

除了部分人是因為疾病導致流口水，很多成年人流口水是因為脾虛。中醫認為，「五臟化液，脾為涎。口為脾竅，涎出於口，涎為脾之液。」如果脾虛弱，口涎就會流於外，所以脾虛是流口水的主要原因。

如果經常在睡覺的時候流口水，就要注意身體，及時調理。平日可以多吃一些健脾固腎的中藥。比如蓮子、芡實、淮山。如果沒有口乾和口苦的情況，還可以吃一些黨參。脾虛一般不會單獨出現，它可能會伴隨著寒、兼著熱，或者是有氣滯的現象，所以，在臨床上也沒有固定的方劑。想要調理好脾虛，就要請醫生辯證診斷之後用藥，這樣才能見到療效。否則脾虛症狀雖然有所好轉，但是其他症狀也會隨之而起，得不償失。

其次，還要養成良好的飲食和衛生習慣。首先不要有精神壓力，建議先到正式醫院去進行檢查，特別是針對流口水的情況進行治療，比如神經官能症、口腔炎症等。每天吃完飯後不要立即睡覺，晚飯也不要吃得太飽，不要吃油膩、不容易消化的食物，最好能夠做到飯後漱口、睡前刷牙，這樣才能夠減少口腔內炎症的發生。特別是在睡覺之前，千萬不能過度用腦，也不要做劇烈運動。

中醫認為，脾虛首先是和飲食不節制有關。特別是暴飲暴食、吃飯沒有規律。除此之外，經常吃一些寒冷、肥膩、難以消化的食物也很容易傷害到脾胃，造成脾虛。所以，睡覺時容易流口水的人，飲食上必須有規律，可以多吃一些健脾的食物，比如薏仁、蓮子、白米、芡實、山藥、扁豆、豇豆、胡蘿蔔、香菇、大棗、栗子等。

脾虛的類型有多種多樣，每一種脾虛的表現也不同。

(1)脾氣虛的典型症狀：腹脹納少，食後脹甚，肢體倦怠，神疲乏力，少氣懶言，形體消瘦，或肥胖浮腫，舌苔淡白。

(2)脾陽虛的典型症狀：大便溏稀，納少腹脹，腹痛綿綿，喜溫喜節按，行寒氣怯，四肢不溫，面目無華或浮腫，小便短少或者是白帶多而清色白，舌苔白滑。有一些人雖然從來不熬夜，睡眠品質也很好，但是其眼眶周圍卻經常有黑眼圈，眼袋也越來越大……。

(3)中氣下陷的典型症狀：比如久瀉、脫肛、子宮脫垂等。

(4)脾不統血的典型症狀：經常是見於慢性出血的病證，比如月經過多、崩漏、便血、衄血、皮下出血等。除出血外，必兼見脾氣虛弱的一些症狀。

以下推薦脾虛者可以選用的食療方：

(1)白米粥：白米五十克，葡萄乾十克，用適量清水先煮白米至九分熟，再加入葡萄乾，共同燉煮至稀爛即可。

(2)番薯，又稱為甘薯、山芋、紅薯。性平，味甘，具有補脾和血、益氣通便的作用。《隨息居飲食譜》中說：「煮食補脾胃，益氣力，禦風寒，益顏色。」《綱目拾遺》認為番薯能「補中，暖胃，肥五臟」。脾虛患者可以用番薯當作主食，經常食用。

(3)大棗，性溫，味曾，具有補脾胃、益氣血的作用。在兩千多年前的《神農本草經》中就有「大棗安胃養脾」的記載。李時珍稱「棗為脾之果，脾病宜食之」。對脾虛便溏、胃弱食少、氣血不足之人，是最適合經常食用大棗的。

健脾的人還可以經常食用山藥、白朮、薏仁、馬鈴薯、白扁豆等，長在地裡深處的食材大多數都可以健脾。用它們熬粥、燉肉、單煮均可，如果放一點荷葉，效果會更好。

第二章

飲食調理
——脾胃的守護神

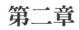

必不可少的早餐，杜絕胃酸過多

日常生活中，很多人都有胃病的困擾。脾胃不好，不利於營養吸收，也影響身體健康。對脾胃不好的人而言，首先應該從吃早餐上多加注意：好脾胃，首先要有好早餐提供保障。

早晨，人體經過了一夜的睡眠，體內儲存的葡萄糖早已被消耗殆盡，因此急需補充能量和營養。如果不吃早餐，人體因夜間喪失了不少水分和營養素，此時血液的黏度就會增加，也不利於排出夜間產生的廢物，這也會增加罹患結石、中風和心肌梗塞的機率。因此，早餐是必不可少的。要養護脾胃，吃好早餐還應從以下兩點做起：

1. 不要吃冰冷的食物

只有吃「熱食」對於保護「胃氣」才有一定的幫助。在中醫學上所說的胃氣，含義廣泛，並不是單指胃，同時也包含了脾胃的消化吸收能力、後天的免疫力及肌肉的功能等。早晨，人體的肌肉、神經和血管都還處於收縮狀態，如果此時吃冰冷的食物，將會使體內的各個系統變得更加攣縮、血液流通會更不順暢。長此以往，脾胃功能就會逐漸下降，而且吸收不到食物精華，身體沒有強健起來，或是大便比較稀，或是膚色越來越差，或是喉嚨總是隱隱有痰不清爽等。這就是因為吃生冷的東西傷了胃氣，降低了身體的抵抗力。

2.注重合理搭配

所謂合理搭配，指的是早餐應該富含水分和營養，應該是熱豆花、熱粥、熱豆漿、熱燕麥片、芝麻糊、熱羊乳、山藥粥，然後再搭配一些蔬菜、麵包、水果、三明治、點心等。需要注意的是，牛奶容易讓人生痰、過敏，所以不太適合患有氣管疾病、皮膚差的人及身處潮濕氣候地區的人飲用。早餐中一定要有穀類食品，因為它們在體內能夠很快分解成葡萄糖，輸送能量給身體的各個組織，這樣能夠提高大腦的活力，以及人體對牛奶、豆漿中營養素的利用率。早餐時適量吃一些含有蛋白質、脂肪和雞蛋、豆製品、瘦肉、花生等食物，這些食物在胃裡停留時間較長，也能讓人整個上午都保持充沛的精力。而且多吃水果和蔬菜，不僅可以補充水溶性維生素和纖維素，還能中和肉、蛋、穀類等食品在體內氧化產生的酸根，讓人體內的酸鹼度保持平衡。

可能有很多人覺得，只要自己堅持吃早餐就行，吃得有營養就行。但是，僅僅做到這兩點是遠遠不夠的。還應該以養護脾胃為基礎，才是正確吃早餐的理念。

總之，每個人都應該養成吃早餐的習慣，早餐充足的營養是整個上午精力充沛的保證。如果不吃，胃酸因為沒有食物可以消化，就很容易傷害到胃壁，就像一台空轉的機器，零件的磨損會很嚴重。

保護胃有妙招——做菜勾芡

炒菜也有很多講究，食物真正的營養價值，既取決於食物原料的營養成分，也取決於加工過程中營養成分的保存情況。所以，烹飪加工的方法是否科學、合理，將直接影響到食品的品質。

如今，很多人都喜歡在做菜的時候勾芡，我們千萬不要小看了這個動作，勾過芡的菜不僅能好好保存營養物質，芡汁還有保護胃黏膜的作用。

勾芡所用的芡汁大部分是用澱粉和水攪拌而成，澱粉在高溫下糊化，使其具有一定的黏性，還有很強的吸水和吸收異味的功能。

一般的菜肴，湯比菜味濃，而且湯中還會有很多無機鹽、維生素等營養物質。勾芡會讓湯汁裹在原料上面，從而減少損失食物中的營養素。

值得一提的是，勾過芡的菜非常適合患有胃病的人食用。澱粉是由多個葡萄糖分子縮合而成的多糖聚合物，它能夠與胃酸作用，從而形成膠狀液，黏附在胃壁上面，形成一層保護膜，可以有效防止，或是減少胃酸直接刺激胃壁，有效保護胃黏膜。

勾芡所使用的澱粉主要有綠豆澱粉、馬鈴薯澱粉、麥類澱粉等，這些澱粉對人體健康是絕對安全的，可以放心食用。

澱粉吸濕性較強，很容易發生黴變，出現黴變之後的澱粉千萬不要食用，因為它會產生一種可能導致肝癌的黃麴毒素。

養好脾胃的前提是吃好三餐

在《千金要方》中說：「飲食以時。」這四個字的意思是說，飲食一定要定時、要有規律，只有這樣才能夠讓身體及時獲得維持生命的充足營養素。飲食的定時原則，就是要做到「早餐宜好，午餐宜飽，晚餐宜少」。換句話說，一日三餐吃好了才是養好脾胃的基礎。那麼，早餐怎樣才算是好、午餐怎樣才算是飽、晚餐怎樣才算是少呢?下面我來為大家分析一下。

一、什麼樣的早餐才算好呢?

早餐到底是吃還是不吃好呢?

一日三餐的法則是從古代流傳到現在的,從養生學的角度出發,這樣的飲食習慣顯然是極其有利的。

現代人整天忙於工作,早晨起床後就要急急忙忙去上班,很多人都沒有養成吃早餐的好習慣。而且長時間不吃早餐對於膽囊的損害很大。現代醫學研究發現,不吃早餐會造成膽汁在膽囊中存留時間過長,容易讓膽汁濃縮形成結石。這就好像是流動的水不容易發生淤堵,而不動的湖泊很容易出現淤泥堆積一樣。

如果根據中醫子午流注學來看,辰時(早上七到九時,此時胃經值班)吃早餐是最好的,因為這個時間段胃氣充盛,吃好早餐能夠養護好胃氣。生活中,有一些女性想要減肥,在早上刻意不吃早飯,其實這是完全沒有必要的。因為辰時是陽氣比較旺盛的時候,這個時候無論吃多少,都容易被胃消化,所以不用擔心。那麼,到底早餐如何吃才算好呢?

從中醫角度來看,早餐最好是選擇溫熱的食物,因為這樣才能夠更好地保護胃氣。比如可以吃一些熱的小米粥、白米粥、燕麥粥,之後再搭配吃一些青菜、麵包、水果、點心等。如果趕著上班,建議可以喝上一杯熱牛奶或是熱豆漿。

二、什麼樣的午餐才算適宜？

現在很多人都是早上不吃早餐，等到中午時就一頓豪吃狂飲，吃得過飽，這樣自然會損及脾胃。雖然說午餐宜吃飽，但也不能吃得過飽，做任何事情都應該有個限度。特別是上班族，午餐不論吃什麼，都應該以七八分飽為適宜，而且還應該注意飲食的搭配，可以多吃一些蛋白質和膽鹼含量高的肉類、魚類、禽蛋和大豆製品等食物，因為這類食物可以讓大腦保持清醒，能夠讓人在下午更高效地進行工作。

除此之外，還可以多吃一些瘦肉、鮮果或果汁等脂肪含量低的食物，而且攝取一定量的牛奶、豆漿或雞蛋等優質蛋白質，這樣才能夠讓我們的反應靈活、思維敏捷，對工作也非常有利。

當然，如果條件允許，最好能夠在吃午餐之前喝一些湯，這樣可以更好地調攝胃氣。午餐最好是在未時，也就是下午一點之前吃完，因為未時是小腸經正當時，是保養小腸的最佳時段。如果在未時之前吃完午餐，就能夠在小腸精力最旺盛的時候把營養物質全吸收到體內，這樣就能夠達到充分利用的效果。

三、什麼樣的晚餐才算好？

晚餐一般是在酉時（下午五到七時）吃完，千萬不能太晚，不然會導致「胃不和則臥不安」。吃晚餐的原則是宜少不宜多，可以選擇一些比較清淡的食物，比如湯、粥類的食品，再搭配一些小菜，不僅營養豐富，而且容易被人體消化吸收，減輕胃腸的負擔。

其實，我們只要吃好一日三餐，就能夠更好地保養脾胃，身體自然會變健康。

給脾胃補氣血靠主食

氣血流通是我們人體正常的生理功能。身體就好像是一個小天地，而且存在一個小循環，臟腑經絡，氣血流通，循環不息。只有氣血充盈潤澤，生命才能夠旺盛、身體也才會更加強壯。

現代人，尤其是上班族，大多數都是處於亞健康狀態，每天朝九晚五的生活，再加上平時飲食不夠規律，工作壓力大，缺少運動，時間一長，自然會出現腰酸背痛、失眠、神經衰弱、手腳冰冷等問題。為什麼會這樣呢？其實就是體內的氣血出了問題。

人體的氣血是用來支持、供養、調節臟腑功能活動的，氣血若受損，自然會影響到臟氣的運行，脾胃升降以及樞紐作用也會受到抑制，從而導致清陽之氣不能散佈，後天之精不能歸藏，飲食水穀無法攝入，廢濁糟粕沒有辦法排出，逐漸就有可能變生多種病症。因此，要想養好脾胃讓身體健康，就先要補益好身體的氣血。

想要補好身體的氣血，首先必須瞭解一下氣血是從哪裡來的。有的人會覺得這個問題太簡單了，血肯定是從心臟裡面來的。的確，這種認識沒有錯誤，但並不全面。因為人體的心臟只是管理血脈的，並不是血的源頭。

那麼氣血的源頭到底是從哪裡來的呢？我曾經說過，人的脾胃為氣血之源。傳統中醫認為，胃主食，水穀精微進入胃裡之後，通過脾主運化，將全部的精華轉為氣血上輸給心、肺等臟器。脾胃才是氣血的源頭，這就表明，食物是補益氣血的主要原料。那麼，到底什麼樣的食物才能夠補益氣血呢？

《素問・平人氣象論》中指出：「人以水穀為本，故人絕水穀則死，脈無胃氣亦死。」這句話的意思就是說，人的生命都是以飲食水穀為根本，當斷絕飲食水穀之後，人就會死亡。而這裡的「水穀」，也就是我們平時吃的主食，換句話說就是吃的五穀雜糧！糧食是植物的種子，也可以說是最精華、最有朝氣的部分，吃下去會逐漸生成氣血。

中國歷代的中醫提倡健康的飲食離不開「五穀為養」，也就是說，人體每天必須攝入一定量的主食。如果主食攝入不足，就很容易導致氣血虧虛、腎氣不足。

中醫學家還認為，髮為血之餘，換句話說，頭髮的生長與脫落、潤澤與枯槁，這些主要是依賴於腎臟精氣的盛衰以及肝臟血液的滋養。如今，有很多青少年未老先衰，頭髮早脫或者變白，主要就是因為肝腎當中的精血不足所致。而最為直接的原因就是人體脾胃提供的主食營養不足。

美國營養學家一項最新研究表明，一般主食吃的比較少的人，壞膽固醇即低密度脂蛋白就會逐漸增高，患心臟病的風險會更大。而且美國的另外一項研究也發現，如果人在一個星期內不進食麵包、麵條、馬鈴薯等主食，他的大腦記憶能力和認知能力也會受到不同程度的損害。

現實生活中，有一些女性為了減肥會不吃東西，特別是控制主食的量，這樣的做法其實非常不科學。

我一個朋友的女兒，為了減肥而不吃主食，覺得餓了就吃一點水果。一年前，這個女孩每天早晚都會堅持跑步，可是在飲食上絕對不吃米飯、白麵等食物，只吃一些蔬菜和水果，有時會喝上一些牛奶。的確，一年多後，她的身材保持得非常好。但是意外的事還是出現了。

她這段時間經常會感覺到頭暈、噁心，每天工作的時候也提不起精神，而且還很容易感冒。後來她到醫院進行了檢查，發現患有缺鐵性貧血。其實最主要的原因就是她主食吃得太少了。

白米、白麵裡面含有比較多的澱粉，屬於多糖，是能量密集型的食物，這些能量在攝取之後，只能夠以脂肪的形式儲存在體內，很容易引發肥胖，進而可能會引發各種慢性疾病。但實際上並不是這樣的，現代醫學的解釋是：肥胖、糖尿病等都被稱為代謝病，吃的比消耗的多就是代謝病的根源。而這一點歸根結底其實就是一個能量平衡的問題，多吃多動的人，往往比少吃少動或者是不吃不動的人身體更加健康。從中醫學的角度而言，肥胖的真正原因並不是因為吃得多，主要是因為脾胃運化失調所導致。

接下來看一看平衡膳食寶塔，這個膳食寶塔一共有五層：最高層是油類，第二層是奶類，第三層是肉類，第四層是蔬菜水果類，而最下面一層是穀類，從上往下依次遞增，各層位置和面積的不同也在一定程度上反映出各類食物在膳食中的地位和應占比重。其中最底層、面積最大的就是穀類、薯類及雜豆等食物。

底層是根基，如果根基過於單薄，整個寶塔就難以屹立不倒。在這之中，穀類包括米、麵、雜糧，薯類包括馬鈴薯、甘薯、木薯等。按照要求，每人每天應該吃二五〇到四百克的穀物食品。在平時，除了多吃一些五穀雜糧、豆類等主食，還應該少吃一些精緻加工的食物。

和暴飲暴食說再見，讓脾胃多一層保護

日常生活中，暴飲暴食很常見，特別是春節期間，絕大部分人都不注意控制飲食，在家大吃大喝。站在健康的角度而言，暴飲暴食的危害很多，下面是一些具體的分析：

暴飲暴食的十大危害：

1. 過度肥胖

在現代社會，人們的生活水準提高了很多，飲食中的營養物質也豐富了很多。有些人會經常吃些高脂肪、高蛋白的食物，但這些食物不容易消化，而且容易產生大量的脂肪等，逐漸堆積在人體內，使人走向肥胖甚至產生其他病症。醫學研究證實，肥胖的人患高血壓、心血管疾病、糖尿病、動脈硬化、脂肪肝等疾病的機率比健康的人高得多。

2. 胃病

暴飲暴食最直接的危害就是大大增加了胃腸道的消化負擔，造成消化不良。另外，人體胃黏膜上皮細胞的壽命都很短，每兩三天就應修復一次。如果上頓吃得太飽，脾胃還沒消化完畢，下頓又被填得滿滿的，讓胃始終處在飽脹狀態下，胃黏膜就難有機會得到修復。暴飲暴食還往往會讓胃分泌出大量胃液，從而破壞胃黏膜這層屏障。如果一個人產生了胃炎等消化不良症狀，時間久了就會逐漸引發長期胃糜爛、胃潰瘍等疾病。

3. 腸道疾病

醫學研究顯示，脂肪堵塞在腸道裡會造成腸阻塞、大便黑色、帶血等這些症狀。

4. 疲勞

吃得太飽往往會造成大腦反應遲鈍，這會加速大腦的衰老。因為吃飽飯後，人體中很多血液都去腸胃系統「工作」了，大腦中的血流量減少，容易讓人長期處於疲勞狀態甚至昏昏欲睡。

5. 癌症

日本科學家研究發現，如果吃得太飽，會讓抑制細胞癌化因數的活動能力下降，增加罹癌的機率。

6. 老年癡呆

研究發現，有三〇~四〇%的老年癡呆病人，在青壯年時期有經常飽食的習慣。

7. 骨質疏鬆

長期飽食會讓人體的骨骼逐漸脫鈣，大為提高罹患骨質疏鬆的機率。

8.**腎病**

飲食過量對人的泌尿系統也會造成很大的傷害，因為會有過多的非蛋白氮從腎臟排出，加重腎臟的負擔。

9.**急性胰腺炎**

如果晚餐吃得過飽，同時還過量飲酒，就很容易誘發急性胰腺炎。

10.**神經衰弱**

晚餐吃得過飽，鼓脹的腸胃就會壓迫周圍的器官，從而將興奮的「波浪」擴散到大腦皮質的其他部位，很容易誘發神經衰弱。

節假日一定要注意飲食的平衡

第一，葷素搭配，多吃蔬菜水果。節假日期間，人們面對的都是滿桌的肉類，在大吃大喝後，會有發膩的感覺，其實這就是「輕度酸中毒」的表現。因為那些富含蛋白質的魚、肉、海產品、貝類和蛋類等都是酸性食物，吃得過多會使血液從弱鹼性變為酸性，輕則讓人精神不振，重則出現記憶力減退、思考反應能力下降。因此，進餐時，可以先攝入蔬菜類食品，獲取飽腹感，這樣就會大大減少肉類的攝入量。

第二，控制食物的攝入量。聚餐時，暴飲暴食尤其普遍，時間長了會導致腸胃功能紊亂，破壞腸胃的正常工作。因此，聚餐時，應切記細嚼慢嚥，控制食量。

第三，多休息。節假日期間，人們的活動往往會增多，此時一定要注意休息，以免打亂自身的生物鐘。節假日期間的生活應該平衡有序、勞逸結合。要合理分配休息時間，以免擾亂生物鐘而在假期過後難以適應上班的節奏。

按時吃飯，降低胃炎、胃潰瘍發病率

飲食要講科學，其實很多人都明白這個道理，也明白不要吃得太飽，當然也不能讓自己處在饑餓狀態。醫學研究證明，最科學的飲食是每頓飯只吃七八分飽即可。

中醫認為，人的脾胃有三怕：怕生、怕冷、怕撐。生冷的食物，比如各種冰凍飲料、雪糕及生的蔬菜水果等，這些東西會將寒氣帶入人體，讓人的脾胃受到傷害。另外，如果經常飲食沒有規律，饑一頓飽一頓，脾胃的功能也會受到很大影響。

其實，脾胃受損的一個關鍵原因就是飲食不規律。我有一位年輕朋友，他曾跟我說，他的脾胃不好，經常有不適感，而且總有一種燥熱感，甚至有時還會有酸水湧出。這位朋友因為平時工作忙，脾胃不舒服也沒去醫院檢查，只有買一些胃藥吃，吃完藥後又繼續工作。我多次勸他身體第一，要注意休息。後來我發現，他的飲食很沒規律。很多時候不吃早餐，午餐也經常不準時吃。然後等晚上回到家才好好吃一頓。這種做法就是傷害脾胃的罪魁禍首！

生活中，像我朋友這樣饑飽失常又忙於工作的人不少。飲食沒有規律，會導致脾胃功能紊亂並使脾胃受損，漸漸地疾病就會找上門來。《素問・痹論》中有一句話：「飲食自倍，腸胃乃傷。」這句話的意思是說，吃得太多會讓腸胃受到損傷。明代有一部著名的醫學著作《醫學正傳》，在這本書中，有這樣的論述：「致病之由，多由縱恣口腹，喜好辛酸，恣飲熱酒煎爝，複餐寒涼生冷，朝傷暮損，日積月深……故胃脘疼痛。」由此可見，飲食沒有節制，不按時吃飯，時饑時飽，或偏食，或吃了不乾淨的食物，都是引起胃痛的重要原因。

生活中，還有不少人對於攝取食物的營養有所誤解，他們認為，只要某種食物的營養價值高，就要多吃該種食物，認為這樣做對身體健康比較好，其實這種觀點是錯誤的。因為這樣很容易造成飲食無度反傷胃氣。我曾遇到過這樣的患者：這位患者是個十一、二歲的小孩，平時經常拉肚子，食欲不振，面色也不好。父母很著急，帶著孩子做了很多檢查，都沒查出什麼毛病。後來他們帶著孩子來我這裡治療。剛開始聽家長和孩子講了病情後，我就想，究竟是什麼原因會讓孩子這樣？然後我繼續和孩子家長聊孩子平時吃飯的一些情況。終於發現了問題所在：這位孩子的父母告訴我，孩子總愛在飯後吃西瓜、梨等水果。根據這個資訊，我判斷這個孩子可能是因為過食生冷，使中陽受損。得出了這個結論後，我便囑其家人，要想辦法讓孩子改掉飯後吃水果的習慣。結果，僅用了一週的時間，就有了比較好的效果。後來，我又為其開藥一劑，一個月後身體無恙。

要養護脾胃，就一定要按時吃飯，這是有個好脾胃的前提，也能降低胃炎、胃潰瘍等疾病的發生。另外，倘若偶爾吃得過飽，就要在進餐半小時後，進行必要的體育運動，比如可以散散步、打打太極拳，這些都是不錯的選擇。

養胃良方——飯前要喝湯

人體的結構中，口腔、咽喉、食道再到胃，就好像是一條通道，是食物的必經之路。如果在吃飯之前先喝幾口湯，或者是喝幾口水，就相當於給這條消化道增加了潤滑劑，更有利於順利地吞嚥食物，防止乾硬的食物刺激消化道黏膜。

曾經有人問過我，應該在飯前還是飯後喝湯？這其實已經是老生常談的問題了。

俗話說得好：「飯前喝湯，勝過良方。」以下舉一個貼切的例子，在飯前先喝幾口湯，就好像是動員參加比賽前做熱身運動一樣，能夠充分調動脾胃的功能，讓身體的整個消化系統都活躍起來，消化腺也會開始分泌消化液，消化器官開始蠕動，這都是在為進食做出準備。這樣一來，就能充分發揮各個消化器官的功能，讓其能夠協調、自然地進入工作狀態，吃完食物之後，身體也會感覺到非常的舒服。如果能夠養成飯前喝湯的習慣，就能減少食道炎、胃炎等疾病的發生機率。

其實，飯前喝湯是有講究的，不是說想喝多少就喝多少，也是要因人而異，而且還需要掌握好喝湯的時間。

通常而言，中晚餐前以半碗湯為宜，早晨之前也可以適當地多喝一些湯，因為身體在經過了一夜的睡眠之後，會損失很多水分。

喝湯的時間應該在飯前二十分鐘左右為宜，吃飯的時候也是可以緩慢、少量地喝湯。總而言之，喝湯要掌握的原則是，以胃腸舒適為宜，一定要找到自我感覺才好。

脾胃最喜歡細碎的食物

我身邊有很多人經常問我，人的脾胃到底喜歡什麼樣的食物？我可以明確地告訴大家，脾胃最喜歡細碎的食物。所以，在吃東西的時候，養成細嚼慢嚥的習慣，可以減輕脾胃的工作量，不至於累壞了脾胃。脾胃一旦累壞了，身體就會出問題。

隨著生活節奏越來越快，現代人的吃飯速度也變得越來越快了，不管是大魚大肉，還是蔬菜水果，大多數人往往是放到嘴裡還沒嚼幾口就直接咽了下去。用「囫圇吞棗」來形容現在大多數人的飲食特點真的是非常貼切。

那麼人們為什麼會這樣呢？主要是因為他們的時間非常寶貴，急著上班、急著工作、急著各種應酬、急著各種娛樂……所有的一切都是如此快節奏。

可以說，正是這些快節奏的生活，讓現在人的脾胃受到了嚴重的傷害。想要減少脾胃的負擔，在吃飯時就必須細嚼慢嚥。應該安靜地坐下來，像老年人那樣，從容地、慢慢地吃掉桌上的食物。

在國外的醫學史上曾經有這樣一段記載。有一位專家根據自己的理論親自進行試驗：他每餐不過三十口飯菜，但是每口食物都進行反覆的咀嚼，直到嚼得很細很細才咽下肚。十多年過去了，雖然他變老了，但是他的健康狀況卻明顯好於同齡人。從這個例子可以看出，吃飯時細嚼慢嚥對身體是非常有好處的。

《醫說》中指出：「食不欲急，急則損脾，法當熟嚼令細。」《養病庸言》中也說：「不論粥飯點心，皆宜嚼得極細咽下。」《昨非庵日纂》中道：「吃飯須細嚼慢嚥，以津液送之，然後精味散於脾，華色充於肌。粗快則只為糟粕填塞腸胃爾。」

想要養護好脾胃，在食物的選擇上一定要選擇容易消化的、溫度適宜、可口的食物；在進食方式上，則必須嚴格遵守細嚼慢嚥的原則。

除此之外，脾胃虛弱的人平時應該多吃一些粥、湯類和細碎稀軟的食物，這些都是非常好的養護脾胃法。

剛剛出生不久的嬰兒脾胃功能非常弱，所以他們剛出生的時候只能靠母乳餵養，之後才能慢慢地喝粥，再去吃一些細碎稀軟的食物，直到脾胃功能生長發育健全了才可以吃米飯和一些較硬的食物。

總而言之，想要養好脾胃，吃飯時，就必須養成細嚼慢嚥的好習慣。

脾胃更喜歡甘甜的食物

中醫認為，甘入脾，換句話說，脾主甘味，所以脾氣虛、脾經虛弱的時候，可以適當多食用一些甘味的食物，這樣就能夠補益脾胃。在這裡需要特別說明一下，中醫所說的甘味食物，不僅僅是指食物有點甜味的，更主要的是指它具有補益脾胃的作用。《黃帝內經》中就反覆強調「甘入脾」。以下推薦大家幾種具有代表性的甘味食物。

一、山藥

山藥味甘，性平，歸脾經、肺經、腎經。生山藥具有補脾養胃、生津益肺、補腎澀精的功效，經常用於脾虛食少、久瀉不止、肺虛咳喘、腎虛遺精、帶下、尿頻等症；熟山藥具有補脾健胃的功效，常用於脾虛食少、泄瀉便溏等症。總體而言，補陰宜用生山藥，健脾止瀉宜用熟山藥。生山藥主要是以湯匙刮成泥，配熱飯食用，或者是煮熟食用，對於養胃補虛是非常好的。山藥藤上所結的山藥豆煮熟之後去皮，加少量的糖，在睡前食用，能夠止夢遺，兼補腎健胃。還可以把山藥洗淨切塊，放入排骨、蔬菜煮成湯，能夠健胃補脾，促進身體長高，特別適合小孩經常食用，而且女性朋友經常吃還能夠養顏美容，美白又補鈣。

二、大棗

中醫認為，大棗性味甘平，具有補中益氣、安中養脾、養血安神的功效。《本草備要》中有記載：大棗可「補中益氣，滋脾土，潤心肺，調營衛，緩陰血，生津液，悅顏色，通九竅，助十二經，和百藥」。《食物本草會纂》中也有記載：大棗可「久服輕身延年，補中益氣，堅志強力，除煩悶，潤心肺，補五臟治虛損」。

不僅如此，早在中國民間就有「一日三棗，長生不老」的說法，由此可見大棗的妙用。大棗不僅對脾有益處，還能夠補氣養血，非常適合女性朋友，而且大棗還可以煮粥食用，或者是切碎晾乾泡水代茶飲。在鐵鍋裡炒黑之後泡水飲用，能夠有效緩解胃寒、胃痛等症狀。

三、葡萄

中醫認為，葡萄性平，味甘酸，具有補氣血、強筋骨、益肝陰、利尿、舒筋活血、暖胃健脾、除煩解渴等功效。現代醫學認為，葡萄的主要成分是葡萄糖，非常容易被人體直接吸收，因此，也非常適合脾胃虛弱、咳喘、胃痛、貧血、肝炎病人和孕婦食用。

中醫認為，每天飲用紅葡萄酒十五毫升二到三次，能夠暖胃解痙、祛寒止痛、促進消化、有益心臟。需要特別提醒大家注意的是，容易腹瀉的人一定要少吃葡萄，否則會讓腹瀉更加嚴重。

四、甘蔗

甘蔗性味甘平，具有止渴生津、消痰止咳、解酒除煩、清虛熱、止嘔吐的功效，非常適於病後體虛、胃腸虛弱者。將新鮮的甘蔗汁一杯，加入生薑汁少許，和勻之後喝下，能夠有效改善胃病所導致的嘔吐和脾胃虛弱。特別是對神經性胃炎、慢性胃病所引起的反胃，有非常明顯的療效。

五、香蕉

香蕉性味甘寒，具有清熱、生津止渴、潤肺滑腸的功效，能夠潤便、潤腸、降血壓。中醫認為「甘易肉腫」，所以，像香蕉等太過甜的食物，身體有扭傷的人不適合食用，應等到痊癒之後再食用，否則會加重病情。除此之外，香蕉也不宜多吃，吃多了容易脹氣，特別是糖尿病患者、肥胖的人。

生活中，甘味食物有很多，比如蜂蜜、糯米等都是非常好的養脾胃食物。當然，不管是甘味食物，還是甘味藥物，都有不同用法，因為不同體質的人選擇也不一樣，不能一概而論。

中醫認為，「甘味」還可以分為「甘溫」和「甘涼」。陽氣不足的人最好選擇「甘溫」的藥物或食物，比如麵粉、糯米、南瓜、蓮子、芋頭等；而陰氣不足的人，最好選擇「甘涼」的藥物或食物，比如綠豆、絲瓜、冬瓜、茄子、白菜、黃瓜等。

「脾為陰土」「喜燥而惡濕」，所以想要治脾病，應該多選擇「甘溫」以助其升；而「胃為陽土」「喜潤而惡燥」，因此在治療胃病的時候，應該多選擇「甘涼」以助其降。

除此之外，從養生角度來看，春天最好能夠多食用一些甘味的食物。因為在《素問・六節藏象論》中指出：「肝者，通於春氣。」也就是說，肝的生理活動與春季的陰陽變化是相互通應的。春為肝氣當令，肝氣易於偏亢。

根據中醫五行理論，肝屬木，脾屬土，肝木太旺容易剋制脾土，影響脾胃的消化吸收功能，從而導致食滯或不愛吃東西。而甘入脾，因此春天適當地多吃一些甘味食品，能夠補益人體的脾胃之氣。

適當地吃甘味食物還可以養脾，但是過食則會傷脾。甘味食物若吃得太多，最容易出現的問題就是「脾癉」。什麼是「脾癉」？「癉」在這裡有「熱」之意，脾癉即脾熱，換句話說，吃多了甘美的食物，就容易壅滯脾氣，使脾氣日久鬱而化熱。這種脾熱，最早是灼傷胃陰出現「三多一少，多食、多飲、多尿、體重減少」的症狀，一旦不注意，再往下發展就是糖尿病。

疲勞過度，脾胃正常工作必受影響

日常生活中，有很多人經常加班工作，結果造成身體長期處於疲勞狀態。如果長期處於這種狀態，就會讓脾受傷，而脾的活動必然會影響到胃。因為脾不能為胃傳輸運送水穀精微，胃缺少了充足的營養就會生病。脾與胃生病的先後可能不太一樣，但生病的原因都是一樣的。

本文中，所謂的過度勞倦，並不是單純地指體力勞倦，也包括腦力勞倦、飲食勞倦（飲食過量）、精神勞倦（精神壓力太大）等。

以養生的角度而言，過勞不但傷身也傷心，《黃帝內經》中有一句話：「生病起於過用」。《素問・經脈別論》一書中有如下的觀點：「故春秋冬夏，四時陰陽，生病起於過用，此為常也。」這句話的意思是，一年四季中，陰陽之氣是不斷發生運動變化的，而人們生病的原因，很多是平時吃得太飽、過於勞累以及精神刺激太大，這些都是讓人體生病的主要原因。

《素問・宣明五氣》一書中有這樣的觀點：「久視傷血，久臥傷氣，久坐傷肉，久立傷骨，久行傷筋。」這其實算是對上述觀點一個強有力的補充。

久視傷血：這是說，長時間、不間歇的用眼時，會損耗體內的血。在人體中，肝有藏血的功能，目為肝之竅，肝受血，人的眼睛才能看到外界的東西，看東西時間長了就會傷血。在當今社會，這種情況很普遍。

久臥傷氣：這是說，身體長時間躺著會造成氣血流通不暢，對全身其他組織而言，不僅肢體筋骨和五官九竅之氣會逐漸減弱，而且會累及體內其他臟腑之氣，表現出懶散、精神不振等症狀。

久坐傷肉：這主要是說，如果坐得太久了，會減弱肌肉的收縮力。

久立傷骨：站立時主要靠腿與腰來做支撐，而腰為腎之府，因此如果站得太久，就容易導致腿與腰過度疲勞，甚至還會傷及腎和骨。

久行傷筋：肝主管筋，人的足受血而能行走，但久行就會傷害筋。

杜絕生冷食物，保護脾胃的又一妙方

小夢是個熱愛時髦的女孩，幾個月前，她認識了一位「海歸」朋友。借此機會，激發了她對國外美食的興趣。朋友帶著小夢吃遍各國美食，比如，七八分熟的牛排、冰鮮鮭魚、高級生蠔等，很多不同的花樣讓小夢開了眼界。可過了一段時間，她的胃漸漸出了問題，開始「抗議」起來。胃部經常感覺很難受，而且隱隱作痛，有的時候，吃完東西沒多久，就開始打嗝、噯氣，甚至噁心、想吐，人也開始消瘦。

後來，小夢去醫院做了專門的檢查。一位專家說，小夢的這種情況是「中國胃」適應不了國外大餐。

後來，這位專家進一步分析說，由於遺傳因素、生長環境以及不同種族的人在體質上存在著差異，人們對不同生活和飲食方式的耐受、適應程度也有一定的差別。與歐美等西方人相比，大多數中國人的胃還是性溫熱、喜暖惡寒涼，很喜歡五穀雜糧、清淡素食，再配上鮮美的熱湯，就是最好的脾胃護理套餐；而對於歐美人而言，他們喜食肉類、生冷冰鮮食物，而且喜歡用冰水、冰鎮飲料等佐餐。在這種情況下，「中國胃」突然接受「牛排加冰水」，時間長了，脾胃功能勢必受到影響。「脾主運化，脾陽虛則運化失職，不能升清」，病情輕的，可能出現腹脹食欲缺乏、腸鳴、泄瀉等不適症狀，時間長了，身體就會消瘦且虛弱無力。

如果出現了類似症狀要辨證施治，或者是進行健脾消食等治療。更重要的是，一定要注意日常飲食的調養，保護好脾胃功能。很多時候，吃「熱食」對於保護「胃氣」是很好的選擇。吃飯時，最好選擇一些柔軟、清淡易消化的熱飯熱菜，特別是進食難以消化的肉類時，應該注意要與蔬菜搭配，而不是以肉為主。切記少吃生冷食物，胃腸功能不好的人更需要注意的是，不要吃生冷寒涼的東西，應該多吃粥、麵條、饅頭等麵食，另外還可適當補充薏仁、山藥、山楂等健脾助消化的食物。

清淡飲食，遠離油炸食品

調理脾胃時需要注意的是，絕對不要吃太鹹的食物。在中醫學，鹹能走血，助長火邪，消散腎水真陰。

在中醫學方面有這樣的觀點：鹹有補益陰血、瀉下軟堅散結等作用。鹹還可以溫補肝腎，降低大腦睡眠中樞的供血量，從而讓大腦處於興奮狀態的人安然入睡，這就是鹹的鎮靜作用，主要代表性食物有：海螵蛸、牡蠣、石決明等。

《黃帝內經》中有「鹹入腎」「腎者，通於冬氣」的說法。因此，根據秋冬養陰、冬季養腎的原則，在冬季，可以適當增加一些鹹味的食物，以補養腎臟，比如，紫菜、海帶、海蜇等都是非常好的選擇。當然，也不能吃太多鹹的食物，否則會對人的心臟造成一定的損傷，而且對脾也不利。

鹹的東西吃多了，對心臟有害。在《素問・五臟生成》中就已經指出了這點，文中說：「多食鹹，則脈凝泣而變色」。這句話的意思是說，倘若食用過多鹹味的食物，會引起血脈凝澀不通暢，讓本來紅潤的面色變為黧黑。

那麼，為什麼吃得過鹹又會傷脾呢？在冬天，適當地增加鹹味食物，可調節腎臟功能，使之達到陰陽平衡，不虛不實，可是若吃多了，反而會讓腎之陰陽失調，腎陽不足。脾陽要依靠腎陽的溫養作用才能進行主運化，一旦腎陽不足，必然會讓脾陽虛弱，運化失常，出現五更泄、食穀不化等症。

《脾胃論・脾胃將理法》中說：脾胃「忌大鹹，助火邪而瀉腎水真陰」。這句話的意思是，在調理脾胃的過程中，不要吃太鹹的食物。鹹能走血，助長火邪，同時也會讓腎水真陰消散。

平常飲食，清淡是首位，無論是酸甜苦辣中的哪種味道，如果過量，脾胃都不喜歡。要做到清淡飲食，就要多吃蔬菜、水果，少吃油膩，同時還要做到葷素搭配，讓攝入體內的營養均衡。

吃飯別著急，細嚼慢嚥造就好脾胃

當今社會，人們生活節奏加快，不少人就連吃飯都是速戰速決，事實上，這種做法對脾胃有很多害處。

權威機構曾經做過一項關於現代人用餐時間的調查。結果顯示，在二七四三人中，有43．31％的人「每天最短一餐」的用時僅為五分鐘；而「最長一餐」的用餐時間裡有65．71％的人會在不到半小時內解決。另外，曾經有網站發起了一項「國人生活習慣大調查」，這項調查的結果顯示：在受訪的一三四六位人中，有一半以上的人吃飯都講究速戰速決。還有統計表明，四十多年前，人們每餐咀嚼的次數為九百到一千次、用時為二十到三十分鐘，而現在，人們每餐咀嚼的次數下降到五百到六百次、用時五到十分鐘。

事實上，很多人吃飯都比較快，這種做法對腸胃並不好。專家曾說，如果吃熱食吃得太快，不但會給脾胃帶來傷害，也會對食道造成很大的損害。其他的食物吃得太快也容易影響消化功能。某科研機構曾經做過一項調查，結果顯示，有近40％的人曾因吃飯過快而引發胃痛、胃脹等不適。另外，吃飯太快還會引發一些其他的隱患，比如，唾液中的酶因時間倉促而無法起到保護身體的作用，這樣就會降低食物攝入的安全性。吃得太快，會讓人抓不準自己真正的食量，而且容易超出胃腸的承受能力。高血糖患者吃得太快會加重病情。《康健》雜誌還指出，吃飯太快會讓人的大腦提前衰老。

在當今社會的快節奏下，原本備受推崇的細嚼慢嚥漸漸成了奢望。但是，為了身體健康，我們還是有必要知道細嚼慢嚥的好處。下面就來看看這些好處：

⑴**脾胃的堅定守衛者**。中醫養生中有「蟻性」這樣的講究，意思就是學習螞蟻飲少食微、細嚼慢嚥的習慣。其實這種進食方式的好處就在於能夠促進胃液分泌，從而將食物磨得更細，以便於消化吸收並減輕胃腸的負擔。另外，細嚼還能增加唾液量，而唾液中的消化酶可助消化，也能形成保護胃部的薄膜。專家認為，老年人的牙齒稀鬆、消化功能也在逐漸減退，體內各種消化液的分泌也在不斷減少，而且腸道的蠕動減弱也很快，所以老年人更應細嚼慢嚥。

⑵**更利於營養的吸收**。只有細嚼慢嚥，食物中的營養物質才能更好地被腸道吸收。醫學專家實驗發現，如果兩個人同時吃一種食物，其中一個細嚼慢嚥，另一個則是匆匆結束，最終，細嚼的人比粗

嚼的人多吸收13%蛋白質、12%脂肪和43%纖維素。專家說，之所以有這樣的結果，是因為，細嚼能夠細化食物中的粗纖維、粉碎包裹的蛋白和脂肪。

⑶**減少致癌物質的毒性**。人的唾液中，氧化酶和過氧化酶可以消除一些致癌物質的毒性。因此當某些含有致癌物質的食物通過口腔進入食道，唾液就是第一道防線。

⑷**能夠有效控制體重**。通常情況下，人的大腦神經接收飽腹感的信號需要二十分鐘左右。通過細嚼慢嚥，能延長用餐時間，同時也能刺激飽腹神經中樞，從而將「我已經飽了」的信號回饋給大腦，讓人較早出現飽腹感，這樣人就會停止進食，因此對控制體重也有重要作用。

⑸**提高人的思維能力**。日本的一位醫學博士說，人們在細嚼慢嚥食物的過程中，大腦皮層的血液循環量會逐漸增加，於是可以激發腦神經的活動，有效提高腦力。專家建議，日常生活中，每天都可以嚼一小把生花生米或者生葵花籽，這樣能增加咀嚼的時間，而這些食物中所含的維生素E、卵磷脂和亞麻酸等都可以被人體更好地吸收，同時也能提供腦細胞充足的營養，這對預防認知障礙症也有很大的幫助。

⑹**保護牙床和牙齦**。咀嚼次數少，會導致下顎退化，從而讓牙床變得脆弱。通過細嚼、多嚼，可以鍛煉下顎的力量，同時也能促進牙床健康。另外，多咀嚼還可以促進牙齦的血液循環。

⑺**清潔口腔防細菌**。咀嚼食物時會自然分泌唾液，而唾液中的溶菌酶和其他抗菌因素能夠有效阻

止細菌的停留和繁殖。因此人口腔內的傷口通常都能夠自癒，很少會出現感染的現象。

⑻有利於控制血糖。英國《每日郵報》報導，日本科學家在研究中發現，如果吃東西太快，罹患糖尿病的風險會增大，和健康人相比，吃東西快的人患糖尿病的風險是健康人的兩倍。這是為什麼呢？因為進餐後三十分鐘，體內的胰島素分泌會達到高峰，一旦糖尿病患者進食過快，胰島素的分泌會跟不上，葡萄糖就會迅速進入血液循環，使體內血糖升高。

⑼減少皺紋，延緩衰老。人的唾液裡含有唾液腺激素，這種激素會參與促進皮膚細胞分裂增殖、維持皮膚彈性的活動。另外，咀嚼能夠鍛鍊到嘴巴周圍的肌肉群，可以讓臉部的肌肉更緊致。地中海地區是全球著名的長壽地區之一，在這裡，人們享用一頓晚餐的時間可以達到三、四個小時，這也被人們公認為是當地人的長壽祕訣之一。

⑽緩解緊張、焦慮情緒。吃飯時細嚼慢嚥，能夠讓味蕾充分感受到每一種味道，而且食物也會越嚼越有味，既能吃飽，又吃出了味道。另外，細嚼慢嚥，享受美食，可以讓人在忙碌一天後安靜下來，讓自己以平和的心態去面對喧囂的都市生活，讓心情愉悅起來。

最後來看看中國疾病預防控制中心營養與食品安全所副所長馬冠生給出的細嚼慢嚥標準：《中國居民膳食指南》建議，吃早餐用時十五到二十分鐘，中、晚餐則可以用半小時左右。對老年人來說，每口飯菜最好咀嚼二十五到五十次。

夏季，警惕「西瓜病」

在夏季，香甜多汁的西瓜是廣受歡迎的水果。西瓜中富含多種維生素，比如維生素A、維生素B、維生素C，同時還有其他多種人體所需要的營養成分，比如：蛋白質、鐵、鈣、鋅、磷、鉀、鎂等，而且還有精胺酸、谷胺酸、果糖、蘋果酸等各種胺基酸，含水量高達96.6%，所有瓜果中，西瓜的含水量名列第一，有「夏季瓜果之王」之稱。但吃西瓜需要注意以下幾點：

1. 切開後儘快食用

夏季氣溫高，切開的西瓜即使蓋了保鮮膜，六小時就能產生細菌。專家提醒說，西瓜與空氣接觸的時間越長，越容易產生細菌。切開超過六個小時的西瓜，脾胃不好的人最好不要吃，因為很容易引發胃腸道的感染。另外，選擇西瓜時，也應選成熟的新鮮西瓜。

2. 避開餐前餐後兩小時

很多人覺得，吃過飯後吃西瓜是一種很好的享受。其實這種觀點是錯誤的。西瓜中含有大量的水分，無論是在飯前還是飯後食用，都會影響食物的消化吸收，因此吃西瓜的時間最好避開餐前餐後兩小時。倘若是飯前吃，西瓜會占據胃的空間，使就餐時攝入的多種營養元素大打折扣；倘若是飯後吃，西瓜中大量的水分會稀釋胃中的消化液，從而影響食物的消化吸收，也容易造成胃脹和胃痛。需要提醒大家的是，晚餐過後千萬別吃太多西瓜，否則很容易引起胃腸脹氣。

3. 特殊人群儘量少吃

心腎功能不全的患者、糖尿病患者、孕產婦等特殊人群應該儘量少吃西瓜。

西瓜的含糖量比較高，因此糖尿病患者最好不要吃。對心、腎功能不全的患者而言，吃太多西瓜就會攝入大量水分，倘若水分不能及時排出體外，就容易在體內超量儲存，很容易誘發水腫，嚴重的甚至會誘發急性心臟衰竭等病症；孕婦如果吃西瓜過量，可能會引起腸胃炎、腹瀉等症狀，對自身及胎兒不利。

4. 冰鎮西瓜放置半小時再吃

炎熱的夏季，冰鎮西瓜備受人們的青睞。但專家表示，西瓜本身就屬於生冷食品，再經過冷藏，會增強它的涼性。在這種情況下，胃腸道等消化器官突然受到較冷的刺激，就會產生收縮痙攣，從而引發食欲不佳、消化不良及胃腸抵抗力下降等症狀，同時還會引起腹脹、腹瀉等症狀。

專家建議，夏季吃冰鎮西瓜的時候，需要注意兩點：

1.將西瓜從冰箱裡拿出來後，不要馬上吃，要在常溫下放置半小時後再食用。
2.冰鎮西瓜不要多吃。

胃病患者少吃湯圓

每到元宵佳節，親朋好友一起團圓，總會吃幾碗熱騰騰的湯圓。可是，胃病患者以及脾胃不好的人是不宜食用湯圓的。

對於很多胃腸功能不好，以及患有胃病的人而言，他們的胃部消化吸收功能都有很大的障礙。湯圓主要是用糯米製成，糯米食用之後很難消化，需要在胃中停留一段時間，所以如果過量食用湯圓就會影響到胃部的消化功能，甚至有可能加重腸胃的消化負擔。

湯圓的口味有甜有鹹，在餡中自然會加入過多的糖，脂肪含量也非常高，食用後會刺激胃黏膜，導致胃黏膜受到損害，從而加重胃炎、胃潰瘍患者的胃部不適感，進而增加胃腸負擔。所以，患有胃部疾病的人在食用湯圓的時候一定要適量，最好少吃，甚至不吃。

除此之外，湯圓的黏性比較強，咀嚼時間比較長，而且還不容易嚼爛。年長者的胃腸功能本就已經退化，若再過多進食湯圓，很容易導致胃腸道功能的紊亂。而兒童的胃腸道功能發育還不健全，貪吃湯圓會導致消化不良。需要特別注意的是，患有呼吸道疾病的孩子更應該少吃湯圓，以免加重病情。

食用湯圓時最好分成小塊，而且可以和維生素、纖維素含量豐富的蔬菜或水果一起搭配食用，這樣才有利於消化。

少吃辛辣食物，保護好胃黏膜

現在越來越多人喜歡吃辛辣的食物，辣，早已經成為我們飲食生活中最常見的一種味道。熱騰騰的麻辣火鍋、四川麻辣燙等帶有辣味的美食在街頭隨處可見。但是，經常吃辛辣的食物卻會對身體帶來很大的負擔。

辛辣食材，比如辣椒、胡椒、花椒，如果食用過多，不僅會導致氣虛，還會造成身體免疫力降低。如果常吃辣的食物，很有可能是脾胃氣虛的徵兆。辛辣食物吃多了，不僅容易便祕、上火，而且脾氣還會變得暴躁，缺乏耐心。

不僅如此，辛辣食物對腸胃的刺激也非常大。大量的辣椒素會傷害到胃部神經，造成胃壁痙攣，引起胃酸和脹氣，從而引發胃部及十二指腸潰瘍。辛辣食物還會對胃黏膜造成損害，研究發現，進食大量辣椒之後，胃黏膜會呈現出血、水腫的狀態，很容易造成胃黏膜出血性的糜爛，並轉化成急性胃炎，長期下去還會誘發癌變。

辣不是不能吃，但是要適當地吃，適當地吃辣是可以對胃黏膜發揮一定的保護作用，但切記要適量。而患有胃炎、胃潰瘍的人必須要少吃生蔥、辣椒等食物。

熱麵包對胃的傷害很大

很多人都喜歡把麵包當成早晨的必備食品，而且越來越多人喜歡吃麵包。麵包是用小麥粉加入了酵母、雞蛋等加工而成，含有豐富的膳食纖維，非常容易消化，可以說是補充體力的很好的食品之一。

剛出爐的麵包味道比較香甜，和冷卻之後的麵包相比口感更好，所以很多人都喜歡吃熱麵包。實際上，剛出爐的麵包並不適合食用。

麵包是在烤制過程中進行發酵，剛出爐的麵包雖然已經出了烤箱，但是仍處於高溫狀態，酵母還在其中發揮著作用。如果這個時候吃麵包，就會增加胃酸分泌，對胃造成傷害，長期下去很容易引起胃病。

最好的食用時機是在麵包出爐之後的兩個小時，這個時候麵包已經徹底冷卻，酵母停止發酵，二氧化碳已經充分排出。當然，如果喜歡麵包熱呼呼的口感，可以將冷麵包放入微波爐裡適當加熱，或是做成烤麵包片。麵包片烤焦之後，表皮會形成一層糊化層，這層物質進入人體，可以中和胃酸、抑制胃酸分泌，有效保護胃黏膜。

脾胃病患者要遠離奇異果

奇異果被稱為「水果之王」，富含維生素C、纖維素、胡蘿蔔素和葉酸等營養素，具有解熱、健胃的功效，還有抗衰老、防癌等作用，可以說是非常受大家歡迎的水果之一。

奇異果雖然營養豐富，但是不能多吃。因為奇異果屬寒性，過量食用會造成脾胃陽氣受損，從而引發腹痛、腹瀉。

身體健康的人可以經常食用奇異果，但是脾胃較差的人，特別是胃寒的人，若經常食用奇異果，很容易引起腸胃不適。

除此之外，奇異果當中所含的大量維生素C和果膠成分，都會增加胃酸，加重胃的負擔，引發腹痛、胃灼熱等，而且天氣寒冷的時候，這樣的症狀還會加重。所以，進入秋冬季節時，胃病、脾胃陽虛患者應該減少奇異果的食用量。

常吃雞粉會加重胃潰瘍

很多人在烹調過程中為了追求更好的口感，都會額外放入一些雞粉來調味。事實證明，加入了雞粉的菜肴味道嘗起來確實更加鮮美，而且也能夠讓人食欲大增。

雞粉主要成分是谷胺酸鈉，其他成分是核苷酸。營養物質為蛋白質和脂肪，但缺少微量元素、維生素和粗纖維，長期食用易導致身體亞健康。所以，應該儘量少吃或不吃用於調理味道的雞粉。

胃潰瘍患者在養病期間，如果攝入過多雞粉，會給已經非常脆弱的胃部增加更大的負擔，不利於胃潰瘍的癒合。如果患有胃病的人喜歡食用雞粉調鮮，建議還是要等到胃潰瘍恢復之後，再少量食用。

雞粉雖然可以調鮮，但是千萬不要過量食用，長時間食用加入雞粉的菜肴很容易引起肥胖，而且還會加重過敏性鼻炎，甚至容易誘發高血壓。

第三章

運動調理
——最健康的脾胃良方

太極拳，脾胃健康的得力助手

對於上班族而言，太極拳其實是一個非常好的健身方式。透過練太極拳，不僅可以改善脾胃功能，而且可以讓人身心輕鬆、舒暢。

電影《太極張三豐》把中國傳統武術太極拳演繹到了極致，每一個動作，都特別到位，而且圓柔連貫，每一式都綿綿不斷，表現出剛中有柔，柔中帶剛。

如今，太極拳已經不是單一的武術項目，更重要的意義是健身。不論是男女老少，還是體弱多病的人都可以練習太極拳，可說是一項特別大眾化的運動。

我近期遇到了一個病例：一個年輕人，ＩＴ精英，平時工作很忙，經常加班，工作壓力比較大，有的時候都忙得根本顧不上吃早飯，甚至連晚飯也免了。

漸漸地，他的胃口越來越差，甚至經常胃反酸，健康狀況到了崩潰的邊緣，而且還經常失眠。後來，他來找我討教解決的辦法。

我直接對他說：「現在你脾胃已經受傷了，而且你的工作壓力這麼大，最好先調整好飲食。我建議你練練太極拳，這是一項很好的運動，不但能調理脾胃，還能讓你抒壓。」聽了我的話，這位患者一臉驚訝，他說：「練太極拳？我年紀輕輕去做老頭子、老太太的運動？」年輕人有些遲疑。我笑了笑說：「太極拳明明是一項練習階層很廣的運動，誰說這只是老頭子、老太太的運動？你先別抵觸，可以先試試。」

在我的再三勸導下，這位年輕人終於決定每天早晨參加練太極拳。因為他和我住在一個社區，我每天早晨都能看到他練習太極拳。現在，他每天都是早早起來先練太極拳，然後再去上班。持續半年後，有一次我在社區碰見他，他興沖沖地告訴我：太極拳還真神，他現在覺得自己的身體比以前好很多，胃不反酸了，失眠的症狀也消失了。他說自己現在白天工作都有精神了，說他沒想到太極拳能這麼管用，非常感謝我給他的指點。

這位年輕人終於意識到了練太極拳的重要性和好處，我很高興。但為什麼練習太極拳對脾胃有好處呢？因為太極拳具有柔中有剛，剛中有柔、剛柔相濟的特點。練習時要求以意行氣，意在拳先，而且要注意呼吸方式，採腹式呼吸，呼吸保持深、長、細、勻與招式動作相互協調，這樣就可以氣布周身，運行不息。練習過程中，身體的橫膈肌與肋間肌會不斷有清氣輸入，其功能活動範圍擴大，加強了胃腸的蠕動，從而促進消化腺的分泌，也增加了對體內各臟腑的按摩和調養。另外，練習太極拳也讓脾胃處於陰陽互濟的狀態，從而更好地保障了脾胃運化功能正常、升降平衡，讓水穀精微輸布於全身。太極拳本身具有舒展、自然、輕鬆、柔和的特點，而且練習的時候要求動作和緩，以意領氣，以氣運身，從而讓呼吸、意念與運動三者達到了和諧統一。因此，在現代社會，太極拳是最好的抒壓運動之一。

太極拳的練習階層很廣泛，女性朋友多練練也很有好處。通常情況下，女性本身體質相對男性而言弱一點，不適合做劇烈運動，而練習太極拳正是女性朋友一個不錯的選擇。

另外，女性因為受生理影響，氣血通常易於虧損、不調，很容易出現貧血、腎虛、內分泌紊亂等問題，這些症狀往往容易讓女性提前衰老，而練習太極拳則能夠讓自己保持年輕。

散步，輕輕鬆鬆滋養脾胃

散步是一種最常見的健身運動，它可以讓我們的四肢得到很好的鍛煉。在中醫學，脾是主肌肉、四肢的一個臟腑，因此，散步對於調理脾胃也有很好的作用。

現在很多年輕人因為忙於工作，經常久坐，活動量很少，結果導致胃腸活動也在逐漸減弱。長此以往，消化不良、便祕等問題也會不期而至。而通過散步，就能促進消化腺的分泌，加強胃腸蠕動，提高消化吸收能力，從而能防止問題發生。醫學研究證明，日本近年來大力推行「每天一萬步」的養生理念，這也是近年來日本人平均壽命得以延長的重要因素之一。在歐美和中國，步行運動也成為一種被人們廣泛接受的運動方式。

另外，如果長期久坐不動，身體除了容易出現上述問題，還容易發生腿脹、靜脈曲張和痔瘡等問題。因為久坐容易造成身體下部靜脈瘀血，阻礙血液循環，血液不容易流回心臟。但如果每天堅持散步，就可以加強下肢肌肉力量的鍛煉，從而有節奏地擠壓靜脈血管，如此，不但能夠促進血液循環，而且對血液迅速流回心臟也非常有利。

俗話說「飯後百步走，能活九十九」，這話的確沒錯，對於健康人或多數病人來說，飯後百步走（飯後不要馬上運動，休息半小時左右再開始即可）是很有幫助的。但是患有胃下垂的病人吃完東西後，胃負擔更重，如果立即運動肯定不好。關於這種情況，可以在飯後適當仰臥平躺一會兒，然後再運動。當然，胃下垂患者其實也可以在飯前散步。

另外，患有嚴重心腦血管疾病的人最忌諱飯後運動。因為飯後胃腸的活動量加大，胃腸部位的血流會因此增加，此時腦部的血流就會相應減少。因此，散步看似很簡單，但不同的病症最好還是諮詢一下專業醫生，在醫生的指導下進行運動才更有保障。

散步時，可以緩行，可以快走，也可以走走停停，時快時慢，可以根據自己的體力和身體狀況選擇。散步過程中，應該讓全身自然放鬆，同時適當活動肢體，並有意識地調勻呼吸，從容邁步。另外，散步時，還可以進行搓雙手、揉腹、抓頭皮、捶打腰背、拍打全身等輔助活動，這樣會讓健身效果更好。

多動腳趾，讓脾胃更健康

脾胃虛弱的人在日常生活中多活動腳趾及腳部，對健脾養胃有很好的作用。有不少人因為忙於工作缺乏運動，或者飲食不規律，精神壓力太大，這種情況如果長時間得不到改善，脾胃功能就會受到很大影響，於是整個消化系統也會受到影響。如果實在太忙沒時間運動，那就多活動活動腳趾。活動腳趾也是一個不錯的運動選擇！

也許各位會問：多活動腳趾就能養脾胃？效果好嗎？

中醫認為，腳上有很多穴位，人的五臟六腑在腳上都能夠找到相對應的穴位。從經絡上看，脾經在腳的大趾內側端，沿著內側往上走即可找到；而胃經則是經過腳的第二趾和第三趾之間。平時經常活動腳趾，就是在間接按摩脾胃二經。只要脾胃二經順暢了，脾胃的功能也就自然漸漸好轉。

在通常情況下，一個人的腸胃功能好不好，能夠通過腳趾的狀態看出。一個脾胃功能比較好的人，他的第二、第三腳趾往往粗壯、有彈性，而且站立的時候抓地牢固；而一個胃腸功能比較差的人，這兩個腳趾看上去就顯得乾癟、沒有彈性，而且也站不穩。

既然多動動腳趾能夠調理脾胃，那麼又該如何運動腳趾呢？工作忙的人可以在上班時做一做用腳趾抓地、抓鞋底的練習。這個練習不必專門找時間來做，是在工作過程中就可以完成，這樣工作和運動兩不耽誤。需要注意的是，活動腳趾的時候，兩隻腳可分別進行，當然同時進行也可以，每次做五分鐘左右就可以。

也有不少人晚上下班回家後，感覺特別累，那麼在睡覺前，可以先用熱水泡腳半小時，然後再用手按捏腳趾一分鐘左右即可。或者可以在洗腳的時候，往盆裡放一些大小適中的橢圓形鵝卵石，在泡腳的時候就可以用腳趾抓石頭。

休息時，也可以多按摩自己的腳趾。按摩需要根據自己的不同症狀選擇不同方法：脾胃虛弱、經常拉肚子的人，可逆著腳趾的方向按摩；而消化不良及有口臭、便祕的人，則應該順著腳趾的方向按摩，從而達到清瀉胃火的目的。

活動腳趾的同時，還可以按摩小腿內側的脾經以及外側的胃經，按摩這些穴位對養護脾胃有良好的效果。

事實上，平時在散步、慢跑和騎自行車等運動的過程中，也間接地活動了腳趾。脾胃虛弱的人做的運動最好強度小一點。比如，可通過散步來調理脾胃功能。散步時，速度放慢、全身放鬆，每次可步行兩千公尺左右，耗時半小時左右即可，這對改善胃腸功能有很好的作用，不但能消除腹脹、噯氣，還可以促進潰瘍癒合。

多做仰臥起坐，提升脾胃活力，減緩胃下垂

仰臥起坐是一項比較易於進行的運動，下面來談談做仰臥起坐對人體有哪些好處：

第一，**增加腹部肌肉的力量**。做仰臥起坐時，對於腹部肌肉群的鍛煉最多，而且用力也多，長期持續鍛煉，能夠提升腹部的力量，讓腹部肌肉群變得更發達，這是鍛煉腹肌最好的方法之一，如果配

合其他有氧運動，則能達到減肥、塑身的作用，至於單純的仰臥起坐則對脂肪的消耗效果比較有限。

第二，**利於脾胃的運動**。做仰臥起坐時，需調整好呼吸方法，仰臥起坐可以刺激腸胃的蠕動，有助於促進人體的新陳代謝，同時也能疏通腸胃內的空氣，預防便祕。

第三，**能夠縮小肚子和腹股溝**。仰臥起坐是一個很適合女性的運動。因為它不但能鍛煉腹部肌肉，同時能刺激腹股溝，改善腹部的血液循環，並能拉伸背部的肌肉，鍛鍊平衡和協調性，還可以在一定程度上緩解婦科問題，提升免疫力。

脾胃不好的人要通過仰臥起坐來調理治療，需要注意以下幾點問題：

第一，進行仰臥起坐時，**半仰身起坐的效果最佳**。所謂半仰身起坐是指在仰臥起坐的基礎上，對腹直肌進行強化訓練的方法。做半仰起坐時，上體由平臥升起，達到與地面成45°角前，腹直肌的負擔並不是最重的。因為此時，有胸大肌、胸鎖乳突肌、肋間肌、腰小肌、腰大肌和骼肌等協同工作。當上體與地面的夾角超過45°，由於上體重心至臀部支點的「阻力臂」在不斷縮短，所以腹直肌所起的「吊車作用」的負擔也就越來越小，此時腹直肌的負擔也不是最重的時候。只有當上體和地面的角度處在45°，才是開發它「抗阻力生長機能」的最佳時機。因此，在練習過程中，應該延長身體保持在45°角的時間，這是增大腹肌刺激量的有效方法，也能有助增強脾胃功能。仰臥起坐每日可以做三到五次，每次做累為止。

進行半仰身坐的方法如下：仰臥在地板或長凳上，雙手放在頭後，將兩腳鉤住凳腿等固定物。挺胸直腰，頭部上頂，這樣做可以拉長上體的「重力臂」。接下來，腹直肌發力，上體漸漸升起，當上體與地面成45°夾角，讓該姿勢保持一段時間。此時要注意調整自己的呼吸，只要順暢地進行胸式呼吸即可，不要屏氣。靜停三十秒鐘左右即可放鬆還原。休息時不要忘記做深呼吸和腹部按摩。間歇一分鐘左右，做四到八次即可。熟練之後，可延長靜停的時間。隨著半仰身起坐能力的不斷提高，還可以兩手頭後抱握啞鈴或杠鈴片來進行鍛煉，這樣可以增大腹直肌的負荷量，從而促使腹肌更快生長。

此外，在飲食上也應該注意，做到少食多餐，選擇易於消化且富於營養的食物，餐後臥床休息四十五分鐘至一個小時，這樣可以減輕脾胃的負擔。

一次仰臥起坐的運動量並不是很大，要想取得比較好的效果，就需要堅持，一定要長期做下去。

按摩腹部，健脾開胃

腹部匯集著豐富的經脈，比如脾經、肝經和腎經。按摩腹部就可以達到調節脾胃的目的。

中醫認為，腹部為「五臟六腑之宮城，陰陽氣血之發源」。脾胃是人體的後天之本，胃所吸收的水穀精微，可以讓人體維持正常的運轉。脾胃同時也是人體氣機升降的樞紐，只有升清降濁，才能夠氣化正常。經常按摩腹部，不但能夠通和上下，分理陰陽，還能夠去舊生新，增強臟腑的功能。唐代著名醫學家孫思邈說過：「腹宜常摩，可祛百病。」可見，在數千年前，古人就已經認識到了按摩腹部的重要作用。

摩腹，首先可以有效地減掉小腹。中醫研究認為，腹部肥胖的主要原因是脾的運化失常所致，水穀精微不能很好地運送到人的全身，從而導致痰、水、濕聚集。通過按摩腹部，不但能夠調節脾胃，還能調理肝經和腎經，從而改善肝、脾、腎三臟的功能，這三個內臟功能的健康，能確保水濕代謝平衡，水穀津液的運輸也就比較順暢，痰、水、濕、瘀的積聚也會自散。

明代著名醫學家周於蕃認為，「緩摩為補，急摩為瀉」，因此，應對便祕等問題時，可以採用順時針的急摩法進行調理；而應對腹瀉等問題時，則可採用逆時針的緩摩法。需要注意的是，按摩時，應該以肚臍為中心，分別按照順、逆時針的方向旋繞，按摩的力量要保持均勻，按摩過程中呼吸要平穩（吸氣時，可用手按摩腹部右上半圈；呼氣時，則按摩腹左下半圈），每次按摩控制在半小時左右即可，每十二次為一療程，一個療程結束後，可休息三、五天再進行第二個療程。

另外，很多孩子會無緣無故肚子痛，一會兒又不痛了。但是幾天之後可能還會發作，甚至有的時候在一天之內肚子會痛幾次。去醫院做了檢查，卻沒有發現什麼大問題。事實上，這種情況和孩子的體質、心理和飲食有一定的關係，只要平時多注意即可。當然，出現這種情況的時候，父母可以按摩腹部以緩解孩子的疼痛。父母可以先將雙手摩擦溫熱，讓孩子仰臥在床上，露出腹部，然後將手掌輕輕放在孩子的肚臍上，用掌部或四指指腹輕輕用力，在肚臍周圍做順時針按摩，按摩至腹壁微紅或腹部透熱即可。要注意按摩的力度不要過大，持續幾天後，孩子的腹痛問題就會得到緩解，胃口也會變好。當然，如果腹痛嚴重，一定要及時就醫。

輕輕按摩腹部的時候，如果出現腹內溫熱感、產生腸鳴音、有饑餓感或產生排氣等，都屬於正常的反應，毋須擔心。需要注意的是，當腹部皮膚出現化膿性感染，或腹部有急性炎症，就不要進行腹部按摩以防炎症擴散。腹部有癌症的患者也不適用腹部按摩，否則會引起癌症擴散或出血。

叩齒咽津運動，強腎還健脾

很多老年人，因為年紀大了，脾胃功能逐漸減弱，經常會出現消化不良、腹瀉等問題。老年人的脾胃越來越虛弱，那麼要用什麼方法能讓老年人的脾胃功能有所好轉呢？這裡向大家推薦兩個健脾胃的小動作——叩齒、咽津。

「叩齒」就是上下牙齒輕輕叩擊，這樣可以改善牙周內的血液循環，同時也能堅固牙齒；「咽津」就是將口中產生的唾液隨時咽下。多咽唾液，唾液中含有分解食物、助消化和提高免疫力的成分，咽下的唾液能夠「灌溉」人體的五臟六腑，對於增強脾胃功能也有不小的幫助。乍看之下，這兩個動作很小，很多人可能會懷疑這樣做的效果。但其實，這兩個看似很簡單的動作對脾胃有非常好的保健作用。

那麼，叩齒咽津同脾胃之間是什麼關係呢？

古人在醫書《脾胃論・脾胃勝衰論》中指出：「百病皆由脾胃衰而生也。」而叩齒咽津能健脾胃的具體表現有以下兩個方面：第一，**叩齒能夠起到健齒的作用**。齒健，食物就容易被嚼細，於是胃在消化吸收的過程中也就輕鬆多了，這就起到了養護脾胃的作用；第二，**脾「在液為涎」，和胃相表裡**。「涎」其實就是口津，是唾液中較清稀的部分，中醫上還說「腎為唾」，「唾」則是唾液中較稠的部分，兩者合為「唾液」，唾液能夠促進食物的消化。經常叩齒就能催生唾液，下嚥則咽之有助於胃「腐熟飲食物」，同時也能促進脾的「運化、升清」，從而達到減輕脾胃負擔的目的，脾胃的功能就會逐漸增強。

古人曾對咽津液有這樣的觀點：「津即咽下，在心化血，在肝明目，在脾養神，在肺助氣，在腎生津，自然百骸調暢，諸病不生。」以下再介紹一下如何進行叩齒的運動：首先要叩齒三十六次，再將自己的舌頭在口腔裡進行攪動，通過這樣的過程，能夠讓口腔裡的唾液變多。接下來，閉上雙目，將口腔裡的唾液分三次緩緩咽入腹內，同時可以用意念慢慢地把它送入丹田（肚臍下三指的地方），並試著用意念守住丹田一會兒。

多捏脊椎，遠離脾胃虛弱

多捏捏脊椎，也是一個保養脾胃的好方法。

不少母親常常問我：「醫生，我的孩子近期食欲不好、消化不良，而且經常腹瀉，抵抗力也弱，還容易感冒，可是這麼小的孩子不能總是長期打針吃藥，您看有沒有什麼好辦法呢？」

其實我們首先應該想想這個問題：孩子出現這些情況原因是什麼？主要是因為孩子小，脾胃功能還沒有發育健全，吃東西又不知道饑飽，倘若再多吃些含脂肪較多的食物、油炸類的食物或者高糖、高蛋白的食物，就不容易消化吸收，從而影響到脾胃的功能，這樣就形成了積滯、厭食等問題。對於孩子的這些脾胃疾病，我建議父母們可以幫孩子捏脊來進行調理。

捏脊就是用手指捏起脊背上的皮肉並往上提，捏的時候要從尾椎骨一直捏到頸椎骨。

捏脊為什麼能夠治脾胃虛弱呢？因為督脈從人的後背正中通過，捏脊的時候，能夠讓督脈更順暢。而且督脈還能夠影響其他陽經，這樣就能夠使經脈疏利、氣血流暢，有效改善身體的機能。此外，捏脊時，不僅能夠捏拿脊柱正中的督脈，與此同時，也能捏拿脊柱兩旁的膀胱經。膀胱經是各個臟腑背俞穴的聚居地，因此捏脊對於振奮陽氣、調整臟腑功能具有很好的作用。通常情況下，這個方法可以用於腹瀉嘔吐、小兒疳積、消化不良、便祕以及夜啼等症。另外，這個方法對於成年人的失眠、消化道疾病、神經衰弱以及女性的月經不調、痛經等病症也有較好的治療作用。

捏脊的操作如下：

捏脊時，讓患者趴在床上，讓他的背部保持平直、放鬆。接下來，將自己兩手的中指、無名指和小指握成半拳狀，食指半屈，並用雙手食指中節靠拇指的側面，抵在患者的尾骨處。再用大拇指與食指相對，向上慢慢捏起皮膚並向上輕輕撚動。切記要兩手交替進行，並沿脊柱兩側自長強穴（在肛門後上三到五公分處）向上推進，推進過程中要邊推邊捏邊放，直推到大椎穴附近，這才是一個完整的捏脊過程。在捏脊的過程中，一般要按照這樣的程式進行六到七遍。另外，需要注意的是，捏的過程中，每捏三下就要將背部的皮膚向上提一下。

之所以這樣做，是因為有些人的皮膚比較嬌嫩，對於刺激的敏感度比較強，因此捏脊的時候，要注意力度，不能捏得太緊；在撚動向前時，應該保持直線前進，不要歪斜，也不能捏捏放放。另外，在剛開始捏的時候，病患可能會不適應，這是很正常的。多捏幾次後，病患就能漸漸接受了。除了局部皮膚潮紅，通常情況下不會有什麼不良反應，倘若病患背部的皮膚有損傷，就不適合進行捏脊。另外，倘若病患先天的體質較差，每天捏脊的次數就不要太多，時間也不要太長，最好控制在三到五分鐘即可。

幫老年人捏的時候，最好在晚上睡覺前進行，這樣做主要是有利於老人的休息。對於老年人而言，每天可捏一次，每次保持在十五分鐘左右即可，通常是十次為一個療程。

總之，捏脊對於調理脾胃疾病而言，是非常實用的方法，希望大家能在平時多多練習。

揉腹百遍，保健內臟

揉腹，也就是用手來回搓擦「介於胸和骨盆之間，包括腹壁、腹腔及內臟」的一種養生和保健方法。中醫認為：腹為人體「五臟六腑之宮城，陰陽源」。

金代的李東垣著有《脾胃論》一書，書中說道：由於勞累過度，而導致脾胃失之健運，臟腑經絡，四肢百骸，短其滋養，形成內傷。

明李中梓的《醫宗必讀》也說：「脾（胃）為後天之本。」認為脾胃居中，噴灌四方，為心、肺、肝、腎四臟的主要給養源，負責主運化水穀精微和統攝精血神液來充養敷布全身，令五臟六腑常壯無恙。

揉腹可以有效調理脾胃、通和氣血、培補神元，還能夠「通和上下，分琿陰陽；去舊生新，清脾化痰；敷養腎精，充實五臟；驅外感之諸邪，清內傷之百症」。

而且，現代醫學也已經證實，揉腹不僅有強健脾胃、胃腸和腹壁肌的作用，還能有效促進大小周天血液，包括淋巴液的循環，以及胃腸蠕動。

除此之外，揉腹還能治療中老年性便祕、胃腸潰瘍、週期性失眠、前列腺炎、腎炎、疝氣、遺精、高血壓、冠心病、糖尿病、肺心病等多種疾病。更加難得的是，揉腹還可以有效促進腹壁的脂肪自行收縮和消滅，可以說是中年人預防發福的有效「減肥法寶」。

揉腹的方法，以《延年九轉法》為首選：先用右手大魚際在胃脘部按照順時針的方向揉摸一三〇次，之後再下移到肚臍的周圍揉摸一二〇次，之後再用左手全掌揉摸全腹一二〇次，最後逆向重複一遍。

除此之外也可以沿著腹部的四周，從右下開始向上，之後再向左，再從左上向下，順向揉摸。揉摸的次數可以因人而異，沒有特別嚴格的要求。腹部的五臟、經絡很多，因此不要在飽食或者是空腹的時候做此運動。另外，凡是患有腹部炎症、闌尾炎、腸梗阻、急性腹痛、內臟惡性腫瘤等最好不要揉腹。

做做臂單舉，一招學會調養脾胃

上班族往往工作比較忙、生活作息等各方面不規律而造成脾胃方面的毛病，以下就介紹一種比較簡單的調理脾胃運動法——調理脾胃臂單舉。這個方法是非常有效的。

何為「臂單舉」？其實，臂單舉屬於八段錦中一個動作。

「八段錦」和「五禽戲」都是中國民間傳統的健身術之一。八段錦的整套動作是：「兩手托天理三焦，左右開弓似射雕，調理脾胃臂單舉，五勞七傷往後瞧，搖頭擺尾去心火，兩手攀足固腎腰，攢拳怒目增氣力，背後七顛百病消。」

據說，當初八段錦剛剛進入清宮，很多王公大臣和嬪妃太監都喜歡這套動作，紛紛一起學習，在當時形成了一種風氣，就連少林寺的僧侶每天都練習八段錦。事實上，今天的很多年輕人也對八段錦有濃厚的興趣。我身邊就有不少朋友一直在堅持練習此法，而且個個都是身輕體健，神采奕奕。

因此，臂單舉這個民間傳統的健身術確實對我們身心健康起著巨大的作用。

具體操作方法：

首先，自然站立，雙腿並步，讓身體保持直立，將右手放在右腹的前面，注意掌心保持向上，掌指向左。

其次，右手上抬放到右胸之前，右手向外翻，接下來再向上挺舉豎直，讓掌心向上、掌指朝左。向上舉右臂的同時，左手掌可以下按於左腿的外側，此時掌心朝下、掌指朝前（雙臂有上下對撐之勢）。

再次將右掌順著右胸前下落到身體右側，左掌向內翻並曲臂，放在左腹前，此時左手的掌心向上、掌指朝右。

接著做反式。

最後，收勢，這一步應該是左右手自然下落，放在身體兩側並恢復立正的姿勢。呼吸時，雙手上托為呼，兩掌回收時為吸，交叉的時候為換。

上述即是臂單舉的詳細操作步驟。可能有人會問：為什麼可用這個方法調理脾胃呢？因為脾胃是人的後天之本，是氣血生化的源頭，在一般情況下，通過脾胃的運化才能夠增加身體的營養，也能夠讓人保持足夠的體力，因此在調理三焦和練氣以後，就應該開始調理脾胃。手的上托下按都是沿著胃經的路線進行，有循經導引的作用。這樣做，可以讓我們的胃加強蠕動，從而有助消化。

腸胃操保腸胃健康

患有慢性腸胃炎的患者經常做做腸胃保健操，也是一個治療的好方法。事實上，腸胃操的做法不複雜，動作如下：

準備：身體站直，兩腿分開於肩同寬，兩臂自然下垂。

開始：左手平端腹下，手心向上，慢慢吸氣，左手緩緩沿腹胸中線開始上升，到達頭頂時手翻掌，並緩緩向左側轉，同時開始呼氣，手臂向左伸直、手心完全向下時，開始緩緩下降至自然下垂處。再換右手做同樣的動作，共做三十二次。

導引：此項動作和呼吸與開始的動作相似，都是兩手平端，注意指尖應該相對，同時由腹下緩緩上升，到達頭頂後就分向兩側，然後下降至自然下垂處，連續做十六次。

沖拳：此項的預備姿勢同開始動作一樣。先半蹲，然後將兩拳眼相對並放於胸正中，接下來右拳突然向正前方平沖，沖後將拳回到原處，並進行再次沖左拳。兩拳交沖十六次即可。

轉腰：雙手叉腰，兩腿分開，順時針轉腰、逆時針轉腰各四次。

揉腹：雙腿分開直立，雙手平掌相疊後捂於肚臍處，先順時針揉八次，然後逆時針揉八次。

五捶：雙腿分開直立，雙手交替分別捶胸部的左上角八次，右上角八次；接著交替捶肩各八次；雙手握拳同時捶背部，由上而下，次數不限；再沿臀部往下捶，至兩大腿、兩小腿，再回臀部往下捶，反復進行四次即可。

彎腰：雙腿分開直立，身體向前彎腰，雙手摸左腳尖兩次、右腳尖兩次，伸直腰，重複這個動作四次即可。

舉臂後看：雙腿分開直立，左臂藏至身後，同時右臂上舉並向左回頭看右腳跟；再將右臂後藏，左臂上舉，右轉頭看左腳跟，重複這樣的動作八次即可。

呼吸調引：雙腿併攏直立，雙腳呈八字，雙手心向上，平展腹下，指尖相對，沿著腹胸中線上行吸氣，手到達頸項部後翻掌向下呼氣，反復做八次即可。

注意事項：

在以上幾節操中，每節操的節拍可以根據自己的情況設定。一、做的過程中應發聲數出一二三四……；二、每節操的呼吸要有規律，動作要緩慢柔和；三、做操的時候最好在比較安靜的地方，以消除外界的干擾；四、飯前飯後一小時內，最好不要做操。

慢性胃腸炎是一個較常見的疾患，患者不但要在醫師的指導下持續服藥，同時要記得進行一定的運動鍛煉。這也是慢性胃腸炎的一種輔助治療。

鍛煉的過程，其實是一個持之以恆的過程，想追求立竿見影的效果，那是不可能的。此外，還需要注意以下幾個方面的問題：

首先，要有良好的心情。因為各種不良刺激，比如工作不順利、生活不愉快、長期勞累等因素都是誘發慢性胃腸炎發作的主要因素，而這套腸胃保健操中同時具有調節情緒、放鬆神經的作用，因此，通過長期鍛煉，對於緩解慢性胃腸炎的症狀、促進恢復腸胃道正常功能有很重要的作用。

第二，慢性胃腸炎患者在飲食結構上應該特別注意，要避免食用各種對腸胃道有刺激作用的辛辣、酸的食物。

此處再補充兩種腸胃操。

1. 瑜伽蝗蟲式

(1)俯臥，下巴貼著地面，雙腿併攏，雙手放在自己身體的兩側。

(2)慢慢吸氣，並抬起頭、頸、胸、雙手和雙腿，（此時身體重心落在腹部）呼吸保持自然，停一段時間後慢慢呼氣，然後放平身體，放鬆。

益處：通過按摩腹部器官，有助強健胃腸道系統，可以促進消化功能，並鍛煉腰部、臀部、手臂和雙腿。

2. 坐姿扭轉式

(1)杖式坐姿（雙腿併攏往前伸直），然後曲右腿並邁過左腿，將自己的右腳放在左膝外側（保持右膝直立）。

(2)曲左腿，將自己的腳跟貼在右臀處，然後右手臂從外側環抱住右膝及小腿。

(3)慢慢呼氣，上身往左後方扭轉，保持自然地呼吸和此姿勢，扭轉幅度隨著呼吸而加大。

(4)吸氣回到正中，伸直雙腿，放下雙手放鬆。

(5)曲左腿並邁過右腿練習另一側，重複上述動作即可。

益處：可以促進身體的排毒，改善便祕，增強脾胃消化功能、減少腰腹部的贅肉。

第四章

穴位按摩調理
——必不可少的脾胃治療方案

公孫穴，刺激胃酸分泌

患有胃反酸、胃痛的患者，可以刺激公孫穴來抑制胃酸的分泌，而進行艾灸或按摩都可以達到刺激公孫穴的目的。倘若配以中脘穴和內關穴，效果會更佳。

公孫穴屬於脾經上的一個穴位，是八脈交會穴之一，通於沖脈。這個穴的位置在足內側緣，也就是第一蹠骨基底部的前下方。尋找該穴位時，可以正坐垂足，將手指放在足大趾內側的後一關節處，再往後推按，找到一個弓形骨的時候，這個弓形骨後端下緣的凹陷處就屬於公孫穴。

公孫穴歸屬於脾，聯絡於胃，同時又與胸腹部的沖脈相通，因此有兼治脾胃、胸腹部等疾病的功效。「八脈交會八穴歌」說：「公孫沖脈胃心胸」，取之有「理氣止痛」的功效。換句話說，就是，胃、心、胸方面的疾病都可以通過公孫穴進行治療。

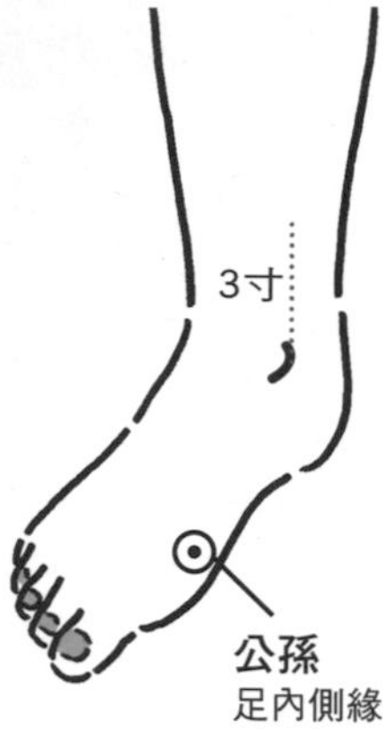

公孫
足內側緣，第一蹠骨基底部前下方

有些人吃完晚飯後經常會覺得心窩很難受，而且還覺得心裡有氣出不來也進不去。此時就可以按公孫穴，因為公孫穴和心是相通的，按摩這個穴位能夠促進胃腸蠕動，從而緩解胃脹的問題，對便祕也有一定的治療效果。

平時可以多按揉公孫穴，還能達到耐饑的目的。

按摩公孫穴可以改善脾胃的功能，在減肥上也很有用。經常按摩小腿的脾經，同時著重刺激公孫穴，並內服一些藥粥（山藥薏仁芡粥最適合養脾胃），就能夠逐漸提升脾胃功能。脾胃養好了，運化的功能也就加強了，也就容易控制肥胖。

公孫穴和沖脈相通，而沖脈屬於婦科的主脈，所以，按揉公孫穴也能夠治療婦科的疾病（如痛經、不孕、崩漏）。因此，患有婦科疾病的患者，平時除了進行正常的治療，還可通過揉按公孫穴來進行輔助治療。

公孫穴是治療脾胃疾病的一個重要穴位，是身體健康的一個守護者。平時記得多按摩這個穴位。

三陰交，排出脾胃毒素，養顏抗衰老

三陰交穴歸屬於足太陰脾經，是一個非常重要的穴位。

三陰交穴在小腿內側，內踝尖上三寸，脛骨內側緣的後方。尋找該穴位時，先正坐，然後除大拇指外的四指併攏，將小指的下邊靠在內中踝尖上，從內踝尖向上四橫指，食指上緣所在的水平線同脛骨後緣的交點處便是三陰交的位置。

三陰交的功能：

1.三陰交穴是調養脾胃的高手

三陰交是脾經要穴，所以它的一個重要作用就是調理脾胃，具有健脾、和胃、化濕的功能。《針灸大成》一書對於三陰交穴的功能有如下記載：「主治脾胃虛弱，心腹脹滿，不思飲食，四肢不舉……」由此可見，脾、腎及下焦方面的疾病都可從三陰交穴來進行調理治療。

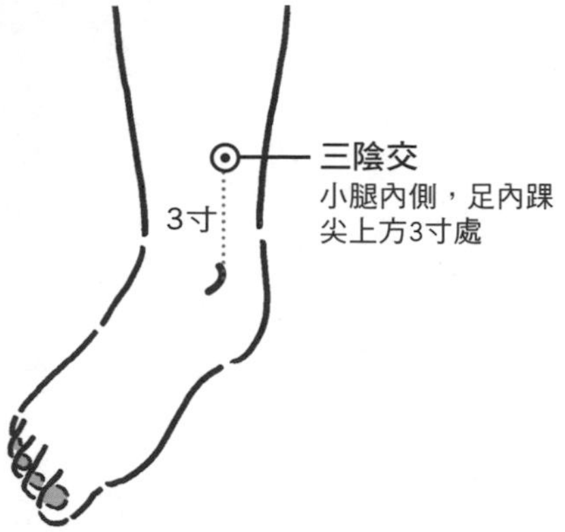

在臨床上，我通常用針刺三陰交穴的方法來治療消化系統的疾病，比如，消化不良、便血、便祕、腸鳴腹脹、泄瀉、腹痛等。

2. 治療婦科疾病最拿手

在中醫學，三陰交穴的另外一個重要功能就是治療婦科疾病。不論月經不調、痛經、閉經，還是陰道搔癢、白帶過多、子宮下垂等相關疾病，都可以通過這個穴位進行治療。

為什麼三陰交穴能夠對這些婦科疾病產生作用呢？因為中醫認為，「女子以血為本」，即女性的月經、懷孕、生產、哺乳都需要有氣血的支援。另外，白帶也是陰液，如果白帶分泌過多，也會傷害女性的氣血。

三陰交穴屬於足太陰脾經、足厥陰肝經和足少陰腎經三條陰經的交會穴。中醫認為，肝藏血、脾統血、腎藏精，因此在刺激三陰交穴的時候，其實就相當於在調節這三條經脈。當三經的氣血達到調和，先天之精就比較旺盛，後天氣血也就比較充足，經脈的運行便順暢，於是很多婦科病就漸漸消失了。

比如，女性的痛經，可以通過按摩三陰交穴取得良好的止痛效果。從中醫來看，痛經出現的原因有以下兩種：一種是因為氣血虛弱或肝腎虧損造成的虛症；另一種則是肝氣不暢，造成的氣滯血瘀，或因為多食寒涼食物，造成經血凝滯的實證。無論哪種情況造成的痛經，通過刺激三陰交穴的方法來進行調理，可以取得比較理想的調理效果。

我曾經接待過一個十四、五歲的小患者。當時，她的媽媽告訴我：「孩子每次痛經都很嚴重，以前情況較輕微，痛經時通常都是第一天很痛，每次都是在快要睡著的時候才能緩解。不過一般只要能睡著，一覺醒來就沒有什麼大事了。可是現在痛的時間比以前時間長，而且也加重了。吃了幾次藥，雖然也起了一些作用，可是沒有根本的消除症狀。這麼小的年齡，總不能每次一痛就吃這些藥啊！」孩子母親的話，我完全能理解。我為這位患者把了脈，並沒有發現什麼異常。只是因為每個人的體質不同，她發病情況也會不同。於是我告訴她，每天堅持按摩三陰交穴，剛開始的時候可能會有點痛，但是堅持幾天後痛感就漸漸減輕了。而且我也叮囑她，遠離那些寒涼食物。只要按照我的方法去做，通常一個月的時間就會取得比較好的效果。

一個月後，這位孩子的母親打電話來說，孩子的病好多了，而且氣色也比之前好了。但也有人說，自己也是這種情況，可是按摩三陰交並沒有感覺疼痛，為什麼？事實上，沒有疼痛感就證明脾經上面或者下面已經堵得很厲害，氣血已經不能順利通過。此時，可以沿著脾經再按一按，脾經上肯定會有疼痛的地方，這個地方一定要按，等到血氣通道順暢了，再著重按摩三陰交穴，此時就會有酸痛的感覺了。

三陰交穴還可祛除皺紋

女性朋友按摩三陰交穴，除了可以防治婦科病，還能夠祛除臉部皺紋。現代人的生活習慣往往缺乏規律，很容易損傷脾胃，從而使得脾主肌肉的功能漸漸下降。如果脾不能主導肌肉，肌肉就會變得鬆弛，而且還會出現皺紋。遇到這種情況，除了需要堅持合理的飲食習慣，還要減少精神壓力，儘量不要熬夜，而且每天都堅持按揉兩側的三陰交穴各二十分鐘，這樣做能夠健脾。養好了脾，也就打實了主導肌肉的基礎，皮膚自然會變得堅實緻密。

一些男性可能會問，按摩三陰交穴對男性能否有好處？答案是肯定的。在臨床上，治療男子性功能障礙的一個常用穴位就是三陰交。通常情況下，有遺精或陽痿的男性可以通過多按摩此穴位進行調理治療。另外，如果體內有濕熱，經常會有口乾舌燥、總想喝水的感覺時，也可以多按摩三陰交穴，以除去體內的濕熱。

天樞穴，補充胃動力

在人體的穴位歸屬中，天樞穴屬於胃經要穴，同時也是大腸經的穴位，是陽明脈氣所發之處，具有通調腸腑、健脾和胃的功能。

通常情況下，在夏季高溫酷暑下，不少人會關在空調房裡，或暴飲暴食，或貪食冷飲，其實這些做法對脾胃很不好，往往容易引起腹瀉。

有的人覺得治療腹瀉很容易，只要買些止瀉藥來吃就好。其實這種觀點是錯誤的，他們單純地認為只要能止住「瀉」，就能治好腹瀉。但事實並非如此。很多腸道傳染病發病初期會出現不同程度的腹瀉，而這些排泄物可以排出體內的致病菌與它們所產生的毒素及胃腸道的有害物質，這樣就可以減少對人體的毒害作用。但在此時使用止瀉藥物就相當於閉門留寇，會隱藏起真正的病因，容易耽誤治療。

在中醫學，腹瀉病位在於腸，但五臟六腑是相互聯繫的一個整體，只要其中一個出問題，都會牽連腸腑，造成大腸的傳導功能和小腸的泌別清濁功能失常，這樣就產生了腹瀉。

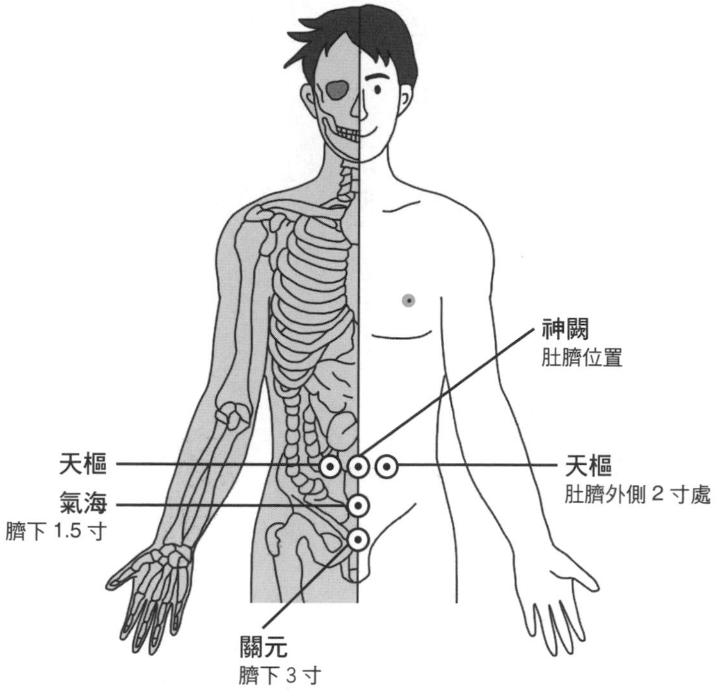

對於這些問題，可以通過按摩天樞穴來進行調理治療。天樞的「樞」就是「樞紐」的意思。《素問・六微旨大論》說到：「天樞之上，天氣主之；天樞之下，地氣主之。」也就是說，天樞穴是一個升清降濁的地方，消化吸收的營養物質到了腸胃裡，就開始分清與泌濁，營養的精微物質會在這裡變成血液被人體的組織所吸收，而糟粕的東西則從此處走向大腸排出體外。

天樞穴的位置比較容易找，在肚臍旁左右二寸處，離肚臍眼有兩個大拇指的距離。

通常情況下，如果便祕，可以採用摩法，也就是用整個手掌摩天樞穴的周圍，然後順時針揉肚子，這樣做能夠幫助腸子蠕動。同時還可以用兩個拇指點按天樞穴，特別是左邊的天樞穴，因為左邊能夠促進排便。倘若有腹瀉症狀，則可用灸法。因為腹瀉屬於寒性，故要用灸法。《勝玉》中就有類似的記載：「腸鳴時大便腹瀉，臍旁兩寸灸天樞」。

艾灸天樞穴的時候，可以躺在床上，兩個穴位各灸二十分鐘左右即可。當然，還可以順便再灸一下神闕穴（也就是肚臍眼）幾分鐘，這樣解決腹瀉的問題效果會更好。

除了艾灸天樞穴，還可以灸關元穴和氣海穴這兩個穴位，關元穴位置在肚臍下方三寸處，氣海穴位於臍下一點五寸處，兩者都有培本固元的功效，因此對緩解腹瀉有較好的作用。另外，腹瀉時，還可以把生薑切成薄片，敷在穴位上，再在上面進行艾灸，這種方法對治療過敏性結腸炎有不錯的效果。

此外，天樞穴也有減肥瘦身的作用，可以在每天早上七到九時，持續按摩這個穴位兩百下，兩邊的穴位都要按摩。

隱白穴，腹脹、食欲不振的剋星

崩漏，也就是月經失調引起的大出血。中醫認為，之所以會產生崩漏，是因為人體內的氣血失調所造成，沖任損傷，便不能固攝經血，或是因思慮過度，飲食勞倦，傷了脾胃，造成脾虛氣弱，中氣虛衰，從而引發統攝無權，沖任不固。

事實上，脾不統血導致的崩漏，就像一座有漏洞的堤壩，使得水大量的外溢。而隱白穴屬於脾經的井穴，如果河堤的堤土不牢固，就可以通過在河堤附近增加植被或樹木的方法，以木剋制土，以防止水土流失。同樣的道理，通過艾灸或者按摩隱白穴，就可以治療崩漏。

脾主宰血液的運行，同時也能防止血液溢出經脈之外，因此一旦出問題，統攝能力就必然受損甚至喪失，從而引發崩漏、血便、血尿、皮膚發青、十二指腸潰瘍等症。

其實，應對這些情況，有個比較簡單的方法：艾灸隱白穴。隱白穴是足太陰脾經上一個很重要的穴位。脾不統血導致的崩漏，就好像是河堤不堅固，會讓水大量的外溢。而隱白穴是脾經的井穴（五輸穴中的一種，井是水的源頭，要一點一點地匯聚，因此井穴位於手指、腳趾的末端，也是經氣所出的地方），河堤的堤土不牢固，只需在河堤周圍種上一些草皮或樹木，以木剋制土，水土就不會流失，崩漏自然也就止住了。

我接診過很多的崩漏患者，其中有一位四十多歲的女性患者。最近，她每次來月經的量都比較多，來勢也非常迅猛。她自己說，現在這個情況已經持續了十多天，而且經血的顏色很淡。

於是我告訴她先去醫院做一下身體檢查，看看有沒有其他病變，比如子宮肌瘤等。最後檢查的結果是沒有其他病變，僅僅是崩漏，但是她又不願意吃藥。後來，我為她進行了仔細地把脈，並做出治療方案。

我採用艾灸隱白穴的方法來治療，針灸了一段時間之後，她的問題解決了。當然，在臨床上，還必須做到辯證論治，證藥相符，方可奏效。

如果你的病情並不是太緊急，而且又不太方便去醫院治療的時候，就可以參照這種方法。如果發現療效不理想，就必須要去醫院，辯證論治，以免誤治失治。

除此之外，當患者出血量較大、病情危急，也應該及時送醫救治。

隱白穴就在大腳趾內側的趾甲旁。取穴時，正坐垂足，在腳大趾指甲內側緣和基底部分別畫一條直線，兩條直線的交點就是隱白穴。

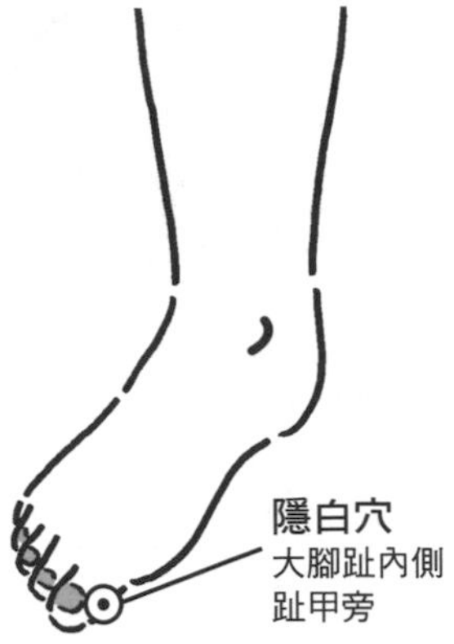

進行艾灸時，先點燃艾條的一頭，然後懸於一側隱白穴上一公分處，每次熏灸二十分鐘左右，直到隱白穴周圍皮膚轉紅有熱感為止。可以先灸一側穴位，之後再灸另一側穴位，每天灸三到四次，出血停止之後再繼續灸一到二天，鞏固療效。

陰陵泉穴，健脾理氣通經絡

陰陵泉穴是脾經上的合穴，具有健脾化濕、通利三焦、調理膀胱、祛風除寒的功效。

根據中醫陰陽五行的理論，古人劃分四季的時候增加了一個長夏的季節，具體就是指從立秋到秋分這一時段，合農曆六月，包括大暑至白露四個節氣。

長夏對應的是五行中的土，長夏屬於梅雨季節，也就是一年當中濕氣最重的季節。土在天為濕，在臟為脾。中醫認為，長夏屬土，脾也屬土，因此長夏應於脾。

濕為長夏的主氣，屬於陰邪，最容易傷害到身體的陽氣，特別是脾的陽氣。那麼，什麼是濕呢？中醫認為，「濕」就是滯留在身體中多餘的水分。那麼它究竟是從什麼地方來的呢？一個是因為天氣變化無常，雨水不斷，天氣變得很潮濕，潮濕的天氣就會讓人感覺煩悶濕重、渾身不舒服；還有就是因為天氣炎熱，我們往往會吃霜淇淋、雪糕、冷飲等寒涼食物來消暑降溫，但這些寒涼食物一旦吃多了，肯定會導致脾失健運。再加上脾本身就是運化水濕的，如果脾的運化受阻，身體內很多水分自然無法全部運送出去。

脾自身的特點是喜燥惡濕，一旦脾受到濕邪的損害，脾氣就無法正常的運化，使得氣機不暢。這個時候就會出現脘腹脹滿、不愛吃東西，而且吃什麼東西都沒有滋味、胸悶想吐、大便稀溏，甚至有的人還會出現水腫等症狀。其中，腹瀉是在長夏裡最容易出現的疾病。

還有一些人在長夏中總會感覺到莫名的煩躁，渾身沒有力氣，吃不下東西，甚至出現頭暈、胸悶、噁心等症狀。這其實就是中醫說的「暑傷氣」，也就是我們一般常說的「苦夏」。這些其實都是長夏濕邪惹的禍。

陰陵泉穴位於小腿內側，脛骨內側髁後下方的凹陷處。取穴時，正坐屈膝，用拇指沿著小腿內側骨的內緣由下往上推按，拇指推按到膝關節下脛骨向上彎曲凹陷處就是此穴。

可以每天用手指按揉此穴十分鐘以上。如果身體本身有脾濕，按壓時還會有疼痛感，但只要持續按揉一段時間，疼痛將會逐漸減輕，這表明體內的脾濕正在一點點被排出體外。

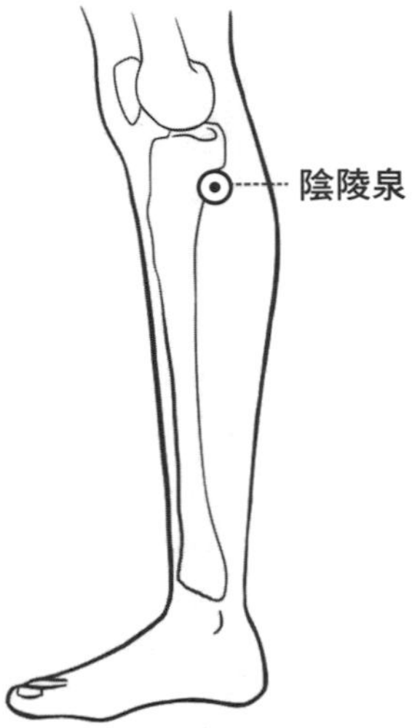

為了避免脾受暑濕所傷，長夏時還可以多吃一些健脾食物，例如豆類就是很好的健脾利濕食物。除此之外，還要儘量少吃冷飲和寒涼的瓜果，因為生冷食物很容易傷脾胃。既然「濕」為體內多餘水分，那麼對於慢性前列腺炎、前列腺增生、尿路感染等導致小便不暢、排尿不盡等問題，也可以通過按摩陰陵泉穴入手。

中醫認為，排尿不盡大多是脾胃虧虛、中氣不足、氣化失司所致，按摩陰陵泉穴可以補益中氣，對於治療排尿不盡具有一定的作用。我們可以每天按摩此穴一百到一百五十次，按摩的時候宜輕柔、均勻、和緩，力度以感覺舒適為佳，每天早晚各一次，兩條腿都要進行按摩，一般十五天左右就能夠收到很好的效果。

足三里，主治消化不良和便祕

足三里被稱為是「多面手」，具有通調百病的作用，特別是治療脾胃疾病。在《四總穴歌》有這樣一句口訣：「肚腹三里留。」意思就是說，只要是肚腹脾胃方面的問題，都可以用足三里穴來治療。

我們知道，脾胃是氣血生化之源，而胃經又是一條多氣、多血的經脈。所以，調理胃經上的穴位自然能有效調節脾胃功能、鞏固全身氣血。

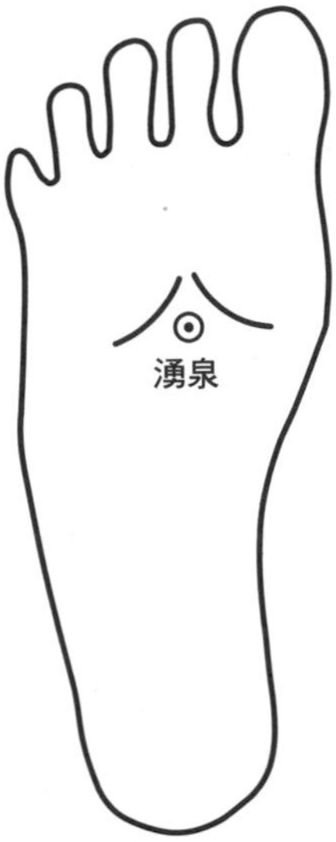

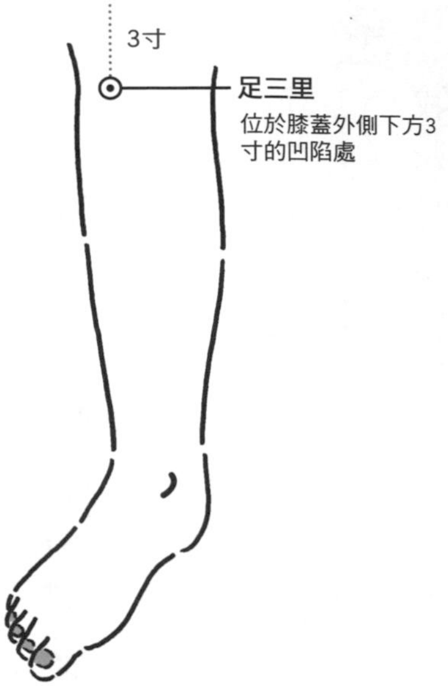

足三里穴是胃經上一個非常著名的穴位，是胃經的合穴，所謂「合穴」，就是全身經脈流注會合的穴位，而合穴治臟腑疾患，其中最擅長的就是治療腹部的疾患。不僅如此，足三里穴還是一個長壽大穴。在日常生活中經常刺激足三里穴，就能防病健身、抗衰延年。

足三里要如何取穴呢？站立，張開同側手掌，虎口圍住髕骨上外緣，四指直指身下，食指按在脛骨上，中指尖所指的位置就是足三里穴。按摩時，用大拇指或者中指在足三穴里處按壓，每次五到十分鐘。

按壓的力度應該以有針刺樣的酸脹、發熱為宜。大多數上班族長時間坐在辦公室裡，難免會感覺到身體乏、肢酸，所以可以在休息時敲打足三里穴，再輔以按摩湧泉穴。此穴在腳底部，不算腳趾頭，把剩下的腳掌三等分，在上三分之一的凹陷處即是此穴。敲打、按摩的時候也是以感覺酸痛為度，每次五到十分鐘，就能夠讓疲勞感頓消，步履輕盈，而且這種方法的功效很立竿見影。

在民間有一句俗語：「常拍足三里，勝吃老母雞。」早在中國古代，女人坐月子的時候，如果每天能夠吃上一隻老母雞，會非常滋補身體。當然，現代女性坐月子想吃什麼就有什麼，但是儘量不要吃太多的大魚大肉，因為會上火。慢慢地，中醫發現按揉足三里穴與吃老母雞有相同的功效，而且還不會上火，因此這一方法也特別適合剖腹產的女性。

其實，這就是足三里穴的神奇之處，它具有雙向調節的功效。如果氣血都虛，按揉足三里穴可以補；反過來說，如果總是上火，按揉足三里穴又可以降火。所以，產婦應該在生產之後經常按揉足三里穴，這樣就能有效促進恢復胃腸功能。

總體而言，一般的消化系統疾病都可以通過足三里穴來調治。除此之外，一般的高血壓、糖尿病、頭痛、頭暈、產後乳汁不足等，也可以通過每天多按揉足三里穴來緩解。

民間還有一句俗語：「若要身體安，三里常不乾。」想要足三里穴不乾，最好的辦法就是用艾條艾灸。每週可以艾灸足三里穴一到二次，每次灸二十分鐘左右。艾灸的時候要讓艾條的溫度稍高一點，達到皮膚局部發紅的效果。艾條緩慢的沿著足三里穴上下移動，以不燒傷局部皮膚為度。通常持續兩個月左右，就能夠改善胃腸功能。

梁丘穴，緩解胃酸和腹瀉

如果感覺到胃突然反酸，可以趕緊揉一揉梁丘穴，按壓的時候，可以用大拇指用力按壓此穴，每次壓二十秒，休息五秒之後再重複。如此重複多次，就能緩解反酸的情況。

梁丘穴是胃經的郄穴，具有理氣和胃、通經活絡的功效。「郄」是空隙的意思，郄穴就是各經經氣深聚的部位，經常用來治療急性病。

梁丘穴位於膝蓋骨附近，取穴的時候，腳用力伸直，膝蓋骨的外側就會出現細長肌肉的凹陷，朝著大腿用力壓這個凹陷的上方，會有震動感，這個位置就是梁丘穴。

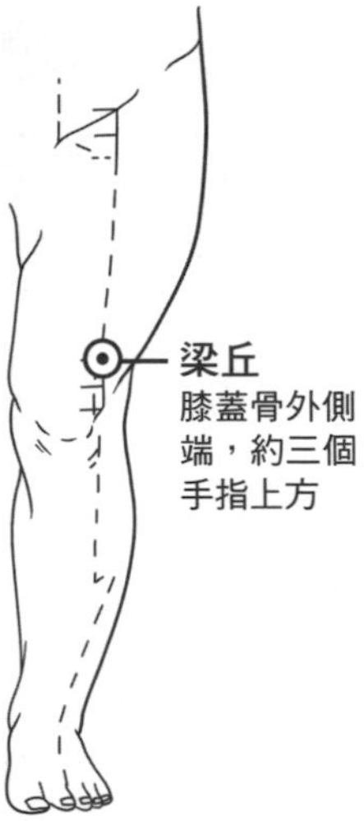

作為胃經的郄穴，梁丘穴能夠治療很多急性病。比如急性腸胃炎、胃痙攣、腹瀉，或者膝蓋痛，若是不小心扭了一下，或是長時間久坐勞累所致的膝蓋痛，都可以通過按揉梁丘穴來緩解。

梁丘穴的作用很多，除了上面所說的那些病症，更有效的是治療胃酸。現代的生活節奏不斷加快，飲食也變得越來越不規律，所以有很多人都患有不同程度的胃部不適症狀。其中，胃酸就是一個經常發生的問題。

胃酸過多會損傷胃黏膜，加快蠕動會頻頻腹瀉，減緩蠕動則會造成腹脹。梁丘穴還可治療腹瀉。把雙手拇指放在梁丘穴上，用力按揉幾分鐘，腹瀉症狀就會有所緩解。

艾灸梁丘穴也是治療急性腹瀉的一個好辦法。我曾經遇到過一位患者，生吃黃瓜之後又喝茶，結果當天半夜就發生了急性腹瀉，去廁所十多次。經檢查後發現，她並沒有膿血便，大便如水樣，身體感覺無力，舌淡苔白。我採用艾灸梁丘穴的方法為她進行治療。我先將艾絨直接放在左側的梁丘穴施灸，然後將艾絨做成麥粒大小的艾炷，每一柱灸於她感覺發熱的時候就拿掉，每次灸七到九柱，直到梁丘穴局部泛有紅暈，再灸治一次。

灸了幾次之後，她的腹瀉就止住，大便也成形了，體力也逐漸恢復了。雖然胃酸、腹瀉等問題都是脾胃出現的小故障，但是小故障也會導致大問題。

上巨虛穴，治療痢疾特效穴

上巨虛穴屬於胃經，與此同時還是大腸的下合穴。下合穴是六腑之氣在人下肢上彙聚的穴位，並且只在下肢上的一條陽經上彙聚。正是這一特點，使得上巨虛穴在治療脾胃病方面有非常獨特的作用。

巨虛，有巨大空隙的意思。因為這個穴在下巨虛的上方，脛、腓骨之間大的空隙處，所以中醫叫其上巨虛。《古法新解會元針灸學》認為：「膝（脛骨）骨屈曲如巨，骨與筋肉之內外分間，其虛空如巨長之狀，故名上巨虛。」

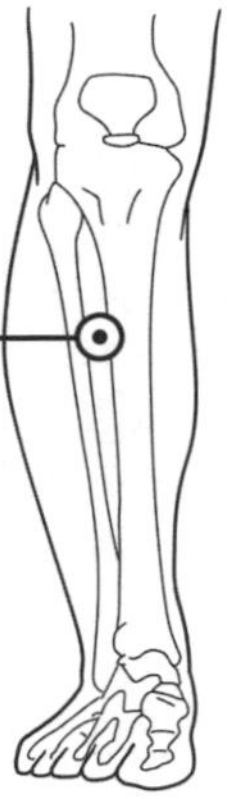

上巨虛穴
小腿前外側，在犢鼻下6寸，距脛骨前緣一橫指

上巨虛穴在小腿前外側，外膝眼下六寸，距脛骨前緣一橫指（中指）。取穴時，正坐屈膝位，在犢鼻下六寸，當足三里穴與下巨虛穴連線的中點處取穴。

《靈樞・邪氣藏府病形》說「合治內腑」，這說明上巨虛穴能夠調治一切大腸腑上的病。

《素問・靈蘭秘典論》說：「大腸者，傳導之官，變化出焉。」這句話說的是大腸是主傳導的。日常生活中所吃的食物通過小腸消化吸收之後，有一些糟粕下輸於大腸，由大腸繼續吸收其中水分，變為糞便，排出體外。

如果大腸的傳導功能出現問題，很有可能是因為胃失通降、肺失肅降、燥熱內結、腸液枯涸、陽虛不運、氣虛無力推動等因素造成，這個時候就會出現大便乾、便祕等表現。有的時候也會由於飲食所傷，食滯不化，寒濕或者是濕熱下注等因素，繼而出現泄瀉、便溏等表現。如果積滯和大腸之氣血相搏，則會出現下痢赤白、裡急後重等表現。如果是因中氣下陷、腎虛不固，則有可能會出現久泄、滑脫、脫肛和大便失禁等表現。

作為大腸的下合穴，上巨虛穴具有調和腸胃、行氣化瘀的功效，臨床上也經常使用其治療大腸運化失司方面的疾病，比如痢疾、泄瀉、便祕、消化不良、闌尾炎、胃腸炎等。

臨床上，我使用針灸上巨虛穴（常與合穀、天樞等配穴）的方法治療腹瀉較多。因為中醫認為，腹瀉大多數是因為進食生冷、不乾淨的食物，或者是兼受寒濕暑熱之邪，容於胃腸，邪滯交阻，氣機不和，清濁不分所致。取上巨虛穴，就能夠通調大腸的腑氣，使氣調而濕化滯行。對於平時由於飲食失節所導致的便祕、腹瀉患者來說，可以用艾條灸一灸此穴五到十五分鐘，以皮膚出現灼熱感為宜。另外，用拔罐的方法也可以治便祕。將上巨虛穴進行消毒之後，用閃火法在穴位上拔罐，留罐十分鐘左右，每天拔一次，皮膚會出現紫紅色瘀血。這屬於正常現象，不用擔心。

內庭穴，降胃火

內庭穴最為顯著的一個作用就是可以瀉胃火。只要是胃火引起的牙痛、咽喉痛、鼻出血、口臭、胃酸、便祕等，都可以揉內庭穴，其祛熱、祛胃火效果非常明顯。

內庭穴是足陽明胃經的滎穴。「滎」有泉水已成小流的意思。《靈樞・本輸》中說：「內庭，次趾外間也，為滎。」滎穴則有清胃瀉火、理氣止痛的功效，可以說是熱證、上火的剋星。《難經・六十八難》中指出：「滎主身熱。」這句話說明滎穴主要在臨床應用於發熱病症。

那麼該怎麼判斷自己胃火的大小呢？一般來說，口臭、胃酸、便祕等多數是胃火惹的禍。朱丹溪在《局方發揮》中指出：「平時津液隨上升之氣鬱積而成，鬱積之久，濕中生熱，故從火化，遂作酸味，非熱而何？」這句話的意思是說，津液隨氣上升而鬱積生熱，時間一長自然就會化生為火，口中酸味也是由這熱引起的。口臭和便祕自然是表明身體內有胃火。

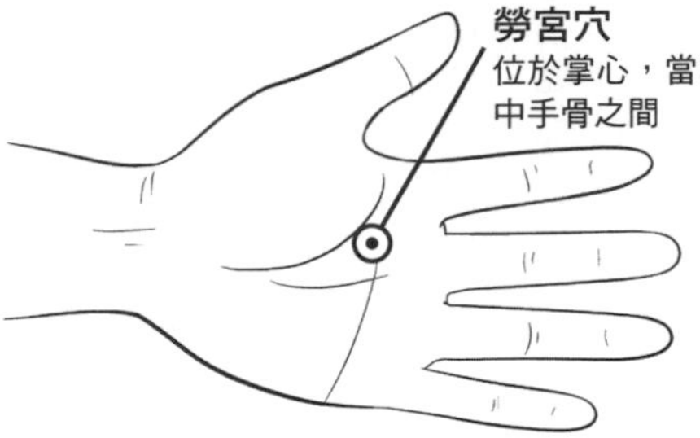

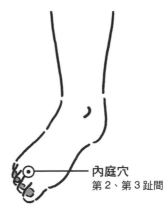

如果同時有口臭、胃酸、便祕這些問題，那麼基本上就可以確定是有胃火。此時針刺內庭穴，將會有很好的瀉火功效。

內庭穴位於足背，第二、第三趾間，趾蹼緣後方赤白肉際處。取穴時，正坐垂足或仰臥位，在第二蹠趾關節前方，第二、第三趾縫間的紋頭處。平時也可以經常用指端按壓此穴，按壓的時候，以一側拇指的指端按住此穴，稍用力按壓，以酸脹感為宜，每側一分鐘，共兩分鐘，記住每天都要持續按壓。

除此之外，如果能夠和勞宮穴一起按壓，效果更好。勞宮穴為手厥陰心包經上的要穴，在手掌心第二、第三掌骨之間，握拳屈指時，中指尖指向的地方就是。它之所以能去熱除口臭，主要因為它是心包經上的滎穴，因此清熱瀉火也是其一大功能。我在診斷治病過程中，也經常用它來治療由於身熱，或者是內熱引起的口瘡、口臭，效果非常突出。

有很多上了年紀的人，消化功能大大減退，出現消化不良、不愛吃東西、腹脹、排便困難等症狀。這個時候如果能夠通過刺激內庭穴來改善，也是很好的方法。經常刺激內庭穴還能夠改善由於胃火大引起的痘痘問題。

想讓痘痘快點消失，除了不要吃過於油膩的食物，還可以每天用手指指端按壓內庭穴，力量要大，但以個人能接受為度，最好是在每天早上七到九時（胃經當令）按摩，效果最好。

一般來說，胃火大的人比較能吃，消穀善饑，這樣很容易引起肥胖。如果想通過抑制食欲來控制體重，就可以找內庭穴幫忙。內庭穴之所以能夠抑制食欲，主要是因為它能夠瀉胃火。刺激內庭穴就可以降下胃裡面過盛的火氣，從而降低食欲。建議可以在每天早晚用大拇指輕輕揉動此穴一百次，力度以有酸脹感為宜。

太白穴，治療脾虛

太白穴是健脾的重要穴位，具有健脾和中、理氣運化的功效。按摩此穴可以治療各種原因引起的脾虛，比如先天脾虛、肝旺脾虛、脾肺氣虛、心脾兩虛、病後脾虛等。

脾主運化，如果脾的運化能力不足，身體就會處於脾虛的狀態。脾的運化能力不足主要就是與日常飲食失調、勞逸失度，或者久病體虛有關。

脾虛的症狀有很多種，比如晚上睡覺經常性地流口水、舌頭兩邊有齒痕、吃東西肚子脹、消化不良，以及女性朋友的崩漏、月經淋漓不盡等，這些都是脾虛造成的。

想要加強脾的運化能力，可以經常按揉脾經上的太白穴。

太白穴為脾經原穴，中醫認為，凡是臟腑上有問題，都可以取相應的原穴來治療。

我曾經遇到過一位老年男性患者，他曾經做過胰十二指腸切除術，但是術後不久就出現了一系列的併發症。比如吃東西的時候會吐、吃什麼也沒滋味，而且經常打嗝、上腹部感覺發脹。

我為他做了非常詳細的檢查，發現其脈象細弱，舌苔白厚。我認為這可能是因為他術後脾氣受損，脾虛則生痰，脾的運化無力而導致氣機上逆，從而出現了嘔吐、腹部脹滿等症狀。

我取其太白穴，並配內關穴和足三里穴進行針灸治療。針灸了一個療程之後，病人就再也沒有吐過，而且能夠吃一些流質食物，上腹部也不感覺脹滿了。後來，我又為其針灸了幾次進行維護。

針刺太白穴可以運化脾氣，足三里穴則具有降逆消食的作用，內關穴能夠調暢三焦之氣。脾的運化能力強了，症狀自然就消失，所以疾病也就痊癒了。

太白穴還有另外一個神奇作用，就是它具有雙向調節的作用。以調節血糖指數來說，血糖高的可以通過調節此穴讓它下降，血糖低的可以通過此穴使之上升。

太白穴位於足內側緣，當第一蹠骨小頭後下方凹陷處。

刺激太白穴有一個非常管用的方法，就是用大拇指內側多敲一敲，這樣健脾的效果會非常明顯。如果覺得不方便，還可以找兩顆大豆，用膠布把兩顆豆子分別黏在兩腳的太白穴位置，一邊看電視，一邊用一隻腳踢另外一隻腳上的豆子。

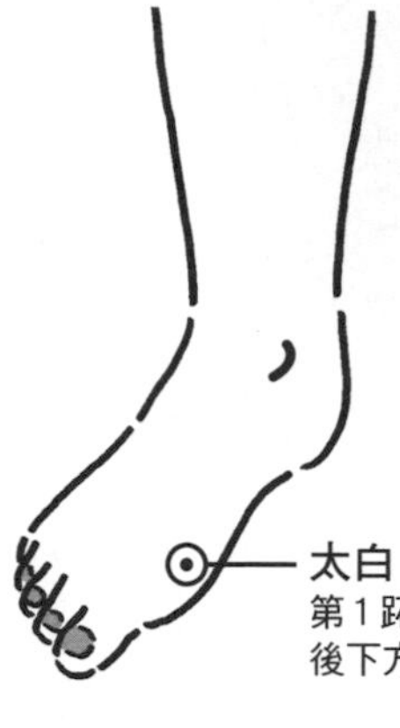

太白穴還有一個非常好的功效，就是能夠改善因運動或勞累過度造成的肌肉酸痛問題。相信很多人都有過這樣的體驗，很長時間不運動了，偶爾運動一下就會感覺渾身酸痛。通常而言，這種酸痛現象在休息幾天之後就會自然好轉，若長時間都不會好轉，就可能是脾虛。

脾主肌肉，突然的運動也會導致耗費很多脾氣，造成肌肉內部的氣虧，肌肉就會產生酸痛。如果遇到了以上這種情況，可以用艾灸灸太白穴的方法來解決。

操作方法非常簡便。用一小段艾條，在腳兩側的太白穴上採用溫灸法，灸大約三十分鐘就能夠緩解肌肉酸痛的問題。如果沒有艾條，也可以用大拇指內側敲敲太白穴，效果雖然不及溫灸，但也非常管用。

地機穴，健脾滲濕、調理月經

地機穴有健脾滲濕、調理月經的作用，能夠治療腹脹、腹痛、食欲不振等脾胃方面的疾病，而且還能治療女性的月經不調、痛經等疾病。

地機穴是足太陰脾經上一個非常重要的穴位。脾本身屬土，「地機」便有「大地機關」的意思，因此地機穴氣血通暢，脾胃的功能自然強大。

地機穴在小腿內側，內踝尖與陰陵泉穴的連接線上，陰陵泉穴下三寸。取穴時，正坐，從陰陵泉穴向下取四橫指即是。

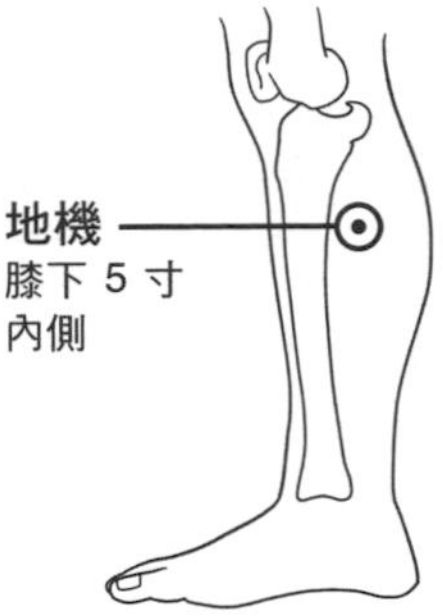

我們可以用食指指腹點按地機穴周圍，尋找最敏感點，用拇指的指腹由輕及重地按壓敏感點，以能忍受為度。堅持按壓一分鐘，每天進行一到兩次即可。

除此之外，刺激地機穴還能夠治療痛經。有些女性痛經的時候非常痛苦，熱也不行，冷也不行，這是瘀血，可以按地機穴。

有一位患者，今年三十五歲，她來的時候告訴我自己在三個月前參加社區運動的時候因為用力過猛，陰道突然流血不止。服用了一些藥物之後也沒有什麼效果。她還說感覺渾身無力，不愛說話，精神萎靡，甚至有的時候會出現頭暈心悸、四肢無力，平時也不愛吃東西。我觀察其舌淡苔薄白，為其把脈發現她的脈虛細無力。我推斷她這種情況屬於脾虛氣弱、血不循經所致。後來，我為其針灸地機穴進行治療，每天一次，十次為一療程。一個療程之後她就痊癒了。

地機穴之所以能治痛經是因為它屬於脾經上的郤穴，有和脾理血、調理子宮的作用。所以，取地機穴治療痛經絕對是行之有效。可以說，地機穴是臨床治療痛經的經驗穴。

當然，針刺地機穴最好由專業的醫師來進行。輕度痛經者，則可以按壓此穴或進行艾灸，從而緩解疼痛。

漏谷穴，消化不良的專門穴位

得了消化不良這種疾病主要是因為大家的飲食越來越好了，也正是因為吃得太好，不注意平衡保護自己，結果胃腸方面的病也就越來越多。

我有一位在外商工作的朋友，他常年在外打拼，飲食能將就就將就，根本沒有規律。他每天起床之後，匆匆忙忙的洗漱完就去上班，根本沒時間、也不願意吃早飯。這麼多年來，他每天的上午都是在饑餓當中度過。

雖然他沒有時間吃早餐，但是到了中午卻有足夠的時間享受各種美食，他經常會約上幾個好友出去大吃一頓，什麼烤肉、麻辣火鍋，想吃什麼就吃什麼。每次都吃得大腹便便。結果到了晚餐時間，他忙得顧不上吃飯，總是到了半夜才來一頓宵夜，吃完之後就倒頭大睡。

剛開始的時候，我這位朋友並沒有感覺到不適，可是最近他發現自己越來越沒胃口，有的時候吃一點東西就會覺得肚子發脹。除了肚子發脹，他現在只要一吃東西就想吐，而且晚上還經常失眠。他找到我的時候，整個人顯得是身心俱疲、無精打采。

我建議他一定要改變飲食習慣，平時還要多運動，少一些工作壓力，不然問題會更加嚴重。

臨走時，我向他推薦了漏谷穴。何為「漏谷」？就是有穀子漏出來的意思，也就是食物進入胃裡，還沒有消化好，營養還沒來得及吸收，就從身體排出去，直接「漏」出去了。中醫稱這種情況為「完穀不化」，而漏谷穴剛好能解決這類問題。

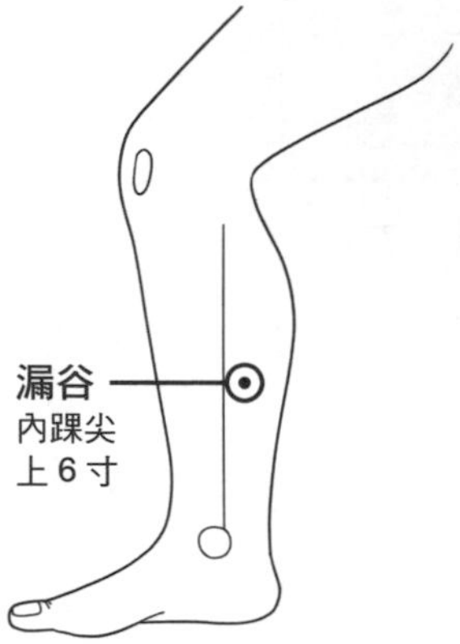

漏谷穴具有健脾和胃、利水除濕的功效，位於小腿內側，當內踝尖與陰陵泉穴的連線上，距內踝尖六寸，脛骨內側緣後方。只要每天能夠按揉漏谷穴十分鐘，再注意保持良好的生活習慣，這些問題自然能大而化小，小而化無。

大都穴，健脾和中

大都穴是脾經上的滎穴，滎主身熱，此穴具有泄熱止痛、健脾和中的效果，能有效緩解胃炎、胃痙攣、腹脹、腹痛、急慢性腸炎等。

現代人由於飲食過於精緻，而且缺乏運動、長期久坐，讓胃也變得不愛「運動」，所以胃的消化能力變得越來越弱。

最近，有一位朋友對我說，他感覺自己的消化能力越來越弱。早餐不愛吃，中午也吃得不多。到了晚餐，雖總算是有了一些胃口，但是吃完飯後又感覺肚子非常不舒服，老覺得吃很撐，有的時候甚至還會吐，但其實他並沒有吃多少。我告訴他：「像你們這些上班族，整天吃不好、睡不好，而且還不喜歡運動，消化能力怎麼會強呢？你除了要多運動、多注意飲食，還可以經常按摩大都穴。」

大都穴位於足內側的邊緣，當足大趾本節（第一蹠趾關節）前下方赤白肉際凹陷處。取穴時，正坐垂足或者取仰臥位，在足大趾內側，第一蹠趾關節前下方，赤白肉際處取穴。

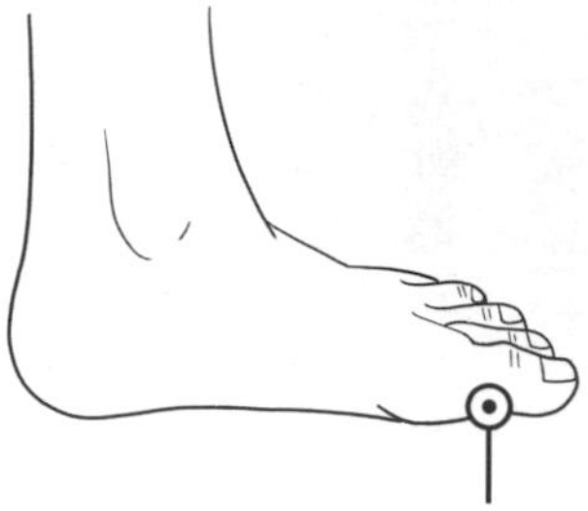

想要增強消化能力，每天都要按摩大都穴，兩腳的穴位都要按，按摩十分鐘左右，以自己能耐受的時間和力度為准。

也可以直接用艾條灸大都穴，把艾條點著，懸在大都穴上方二到三公分處，用點著的一端對著大都穴灸，每次灸五分鐘，每週三次，也可以收到很好的效果。情緒憂鬱和工作壓力特別大的人也適合艾灸大都穴。

大橫穴，健脾防肉傷

現在大多數白領工作者，工作是長時間坐著，對這類人群來說，除了需要有意識的起來活動四肢，還要經常按摩脾經上的大橫穴，這個穴位具有溫中、健脾、理腸的功效。

「坐」是緩解疲勞的一種非常必要的方式，但是，如果經常坐著不動，也是會招來大麻煩。早在《素問・宣明五氣》中就指出：「五勞所傷，久坐傷肉。」這句話就是說，坐久了會導致肌肉無力，而且還會發生肌肉萎縮的現象。脾主肌肉，一旦肌肉受傷，脾的功能自然不好，終至氣血生化受累，

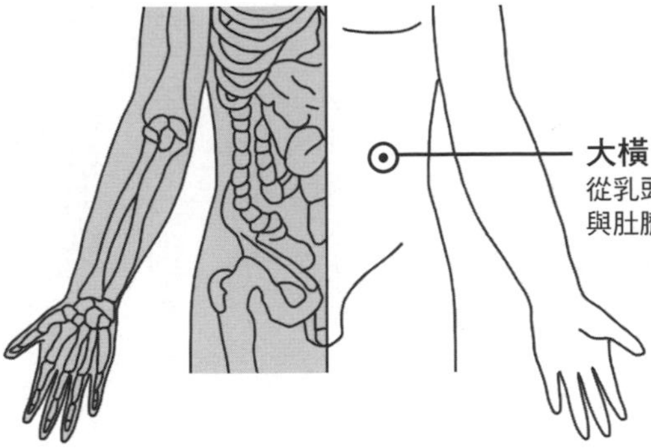

導致生病。

經常坐著還會造成小腹，其實這也是脾的運化失調導致的腹部肥胖。久坐傷肉，實則傷的是脾。脾胃功能本來就不是太好的人，久坐只會讓脾更加虛弱。換句話說，健脾的最好方法就是多運動。可是，那些在工作中經常需要長時間坐著的人該如何保護自己的肌肉？除了要有意識地起來活動四肢，還要經常按摩脾經上的大橫穴。大橫穴位於肚臍旁開十三點三公分處，按摩的時候，可以用雙手的食指指端同時按壓，做圈狀按摩，大約一百次，只要持續一段時間，就能夠收到明顯的效果。

脾經上有很多穴位，都能夠健脾護肉，如果能夠經常按摩這些穴位，就能造福全身，一舉多得。

小腿，脾胃經的集大成者

從中醫角度來看，小腿肚內側是足太陰脾經、足厥陰肝和足少陰腎經循行之處，因此按捏這一部位，對於上述經絡所在的穴位都能夠產生一定的刺激作用；對膝以下的遠端穴位除有局部治療的作用，還能夠治療經絡所系之臟器的病痛。足太陰脾經與脾胃相連，捏按此處能治療胃部疾患。

具體操作如下：

小腿肚內側1／3處的肌肉部分（腓腸肌內側緣）。

方法：用手捏住上述部分肌肉，拇指與四指相對，稍微用力按捏，以自己感覺有較強的酸痛為度。自上而下按捏，再自下而上按捏。一般以各十五到三十次為宜。之後再根據疼痛情況酌情加減。每日可以進行一到三次。

需要特別注意的是，在按捏過程中，要有揉的動作，這樣酸痛感強，止痛效果好，不要因為怕感到酸痛而不用力。

這種方法對於舒緩急性發作的胃痛效果非常好。慢性胃病發作時，也可以運用這種方法。每天做一做鼓漱、揉一揉腹，在止痛之餘還能夠加強療效：

⑴鼓漱：閉口，用舌沿牙齒邊緣左右攪動各二十四次，然後閉口鼓腮，做漱口動作，等到口中充滿津液，分三口慢慢下嚥。長練此法能益胃消食，增強胃腸功能。

⑵揉腹：吃完飯後可以適當散步，然後或臥或坐，用手揉腹。首先，搓熱雙手，分別以左手、右手，按順時針或逆時針方向，按揉上腹部，各做三十次左右，這種方法能夠增強胃腸機能，對於治療腸胃病有一定效果。

如果能夠持續一段時間，不僅可以有效止胃痛，也可以逐漸治癒胃腸病。

當然，需要特別說明的是，這種方法適用於一般胃病，至於胃潰瘍病穿孔或者是急性胰腺炎等急性劇烈的腹部疼痛，應該立即就醫。

第五章

一年四季順時調理
——更好地滋養你的脾胃

季節不同，應注意調整脾胃保養法

中醫把脾胃稱之為後天之本，因為想要健康的生活，就必須吃東西，而所有食物都必須依靠脾胃的運化才可以被人體消化吸收。如果脾胃的運化功能出現問題，就會直接影響到營養物質的吸收，從而對身體健康產生影響。

因此，養生之道應該是調養脾胃為先。明代著名中醫藥學家張介賓（號景岳）在《景岳全書》中就指出：「胃氣為養生之王……是以養生家必當以脾胃為先。」

如今，除了外感「風、寒、暑、濕、燥、火」之六淫致病，工業廢水、汽車廢氣等造成的空氣汙染也已經成了新的外感致病因素，而且飲食肥甘厚膩、吸煙嗜酒、貪食冷飲、過度勞心、安逸過度、缺乏運動、工作壓力大所造成的情志不暢等也早已經成了現代內傷脾胃的主要因素。

脾胃為後天之本，全身的營養之精微都需要依靠脾胃的運化轉輸，如果脾胃功能受損，出現運化失常，體內的水分就無法正常代謝，停聚而生濕、生痰，從而影響到氣血的運行，導致發生各種疾病。常見的比如冠心病、高血壓、高血脂症和糖尿病等現代的常見病、多發病，這些都和脾胃運化失常有關。

一年四季當中，春季主陽氣升發，內應於肝，春天陽氣發不起來，或者是升發太過，都會對肝臟造成傷害，而肝臟受損又會傷害脾胃，造成脾胃病變。所以，春季養肝的同時也必須要保護好脾胃，在飲食上一定要做到「少酸增甘」，也就是要少吃酸的食物，適當地多吃一些甜食。

夏季暑熱多雨，長夏應於脾，暑熱容易與濕邪相合，更容易侵犯脾胃，從而導致脾胃濕熱，多發腸道疾患。夏季發生腹瀉的情況要多於其他季節，這其實也是脾胃受到傷害的主要表現。

秋季主燥，內應於肺，肺與脾胃同主氣，初秋時候，暑濕還沒有完全散去，脾胃功能也沒有完全恢復，很容易受到損害。

冬季天氣寒冷，內應於腎，寒冷傷腎而累及脾胃。四季都能夠傷害脾胃，因此一年四季都必須養好脾胃，才能夠保證好五臟功能的正常。

某一年十二月的一天，我接診了一個小患者，她的症狀非常奇怪，雙手指甲萎縮不長，經常是好幾個月都不需要剪指甲，她告訴我說，來找我治療之前，已經看過了很多中醫、西醫，服用過了各樣的藥，結果病情不僅沒有好轉，反而出現了精神不振、疲倦嗜睡、雙膝關節冷痛、食欲下降等症狀。孩子的母親整天憂心忡忡。

像這種指甲停止生長的患者，在臨床上是非常罕見的，歷代醫書中也沒有相關記載，治療上真的是無從下手，但是通過臨床診斷經驗，經過二十多天的治療，這位小患者很快就恢復了。《黃帝內經》中講到「爪為筋之餘」，而且「肝主身之筋膜」「肝藏血」，所以，爪甲的病變，實際上也是肝功能失調的局部表現之一。肝血的盛衰可以影響到爪甲的色澤榮枯，與此同時，肝血的旺盛還依賴於脾氣的健旺，這是因為「脾為後天之本」，氣血生化之源。這個小女孩的氣未盛，精氣未充，木少滋榮，才造成了肝血虧虛，從而使得指甲不生長。治療的時候應該從肝脾腎入手，滋水涵木，培土扶元，讓血氣旺，肝血充，腎氣盛，從而達到強筋健骨、促使指甲生長的目的。

通過這個例子，我想要告訴大家的是，脾胃對於人體是非常重要的。我們每天都需要吃東西，食物先要經過胃的腐熟消化，再通過脾將水穀之精微「散入肝」「入於心」「貫於肺」和調於五臟，灑陳於六腑，從而營養四肢、皮毛、筋骨、肌肉等組織，這樣才能推動機體的新陳代謝，維持人體生命。因此，脾胃功能的強弱決定了機體的盛衰。脾胃運化有力，才能夠讓生化精微而充養氣血、臟腑筋脈。

古人早就告訴我們，調理脾胃是強壯身體、祛除疾病的重要基礎。特別是在治療疾病過程中，如果能夠保護胃氣，增長正氣，慢性病就可以一點一點恢復，哪怕是危重病人，也能延長生命。明朝著名醫家張景岳就提出了「治脾胃以安五臟」的說法，因此，很多慢性病或者久治不愈的病人，如果能夠將調理脾胃這一法則運用得宜，自然可以讓五臟恢復平衡，人體也就會健康。

春季士養肝，護脾胃也不可忽視

中醫養生講究順時而養，有「春夏養陽，秋冬養陰」的說法。春季屬木與肝相應，如果肝氣升發太過或者肝氣鬱結，會導致肝臟受損。而且肝氣旺盛，肝木剋脾土，對於脾胃，很容易造成損傷，所以，我們必須照顧肝、脾胃，特別是在飲食上應該少酸增甘，多吃一些有利發寒散邪的甘味食物，以及扶助陽氣的食物。比如枸杞粥、山藥紅棗糯米粥、蓮子木耳羹等。

而且，隨著氣溫逐漸升高，微生物會迅速繁殖，細菌在一定情況下會大量滋生，如果這個時候不注意個人衛生、食用沒有完全煮熟的食物，將很容易導致身體脾胃「承受不住」。

首先，要經常洗手，防治細菌進入腸胃。不吃生冷的食物，吃熟食。其次，還要講究食物的衛生，有效阻隔病菌。食物要生熟分開，避免交叉汙染。吃剩下的食物應該及時儲存在冰箱內，而且儲存時間不宜過長。食用之前必須要加熱，以熱透為原則。儘量少食用易帶致病菌的食物，比如螺螄、貝殼、螃蟹等水產品，如果想要食用，一定要煮熟蒸透。生吃、半生吃、酒泡、醋泡或鹽醃後直接食用等方法都是不可取的。食用涼拌菜的時候可以多加入一些醋和蒜，以產生殺菌的作用。

除了日常注意個人衛生，辨證調理，針對不同體質採取不同類型的飲食方法：

肝鬱脾虛型：

推薦湯品（個人用量）：選用麥芽二十克、茯苓十五克、白朮十五克、新鮮薄荷十五克，豬瘦肉一百五十克。豬瘦肉清洗乾淨，先汆燙去腥，然後將麥芽、茯苓、白朮放入煲內，煲四十五分鐘，再放入新鮮薄荷煲十分鐘，即可食用。此湯品具有疏肝解鬱的作用，還能夠益氣健脾。

脾胃虛寒型：

推薦湯品：黨參十五克、白朮十五克、生薑三片、胡椒粉三克，豬肚半個，清洗乾淨，然後將所有食材都放入到煲內，煲一小時即可食用。特別需要提醒大家的是，飲用此湯的時候，忌食生冷油膩、不易消化的食物。

春季多吃香菜，激發脾功能

春天肝火比較旺盛，再加上春雨綿綿濕氣入侵，所以，多吃一些香菜能夠祛風解毒、芳香健胃，如果把香菜和豆腐搭配一起食用，效果會更好。

香菜辛溫含芫荽油，可用作發疹的藥物

李時珍在《本草綱目》中說：「香菜可消穀，補虛，治五臟。」香菜的莖葉當中含有一種特殊的芳香味，所以才被民間俗稱「香菜」。也有叫作芫荽、鹽荽、胡荽、漫天星等。中醫認為，香菜性溫味辛，具有發表透疹、健胃的功效，可用於痲疹初期不易透發、食滯胃痛等病症。

根據現代研究發現，香菜之所以香，主要是因為它含有揮發油和揮發性香味物質。由於香菜辛溫，含有芫荽油，能夠解毒透疹、疏散風寒，促進人體全身血液循環，所以也經常被作為發疹的藥物。比如小孩如果出疹痘，可以用香菜做成香菜酒擦皮膚，或者是水煎香菜趁熱熏鼻，可以加速疹痘發出，但是需要特別注意的，如果已經出疹痘，就應該立即停止使用香菜。

許慎在《說文解字》中講，「芫」字為「魚毒也」，「荽」字為「香口也」。所以香菜還可以放在魚和肉當中進行調味，還具有去毒的作用。但是，香菜一般是作為調料，不可多食。由於香菜味辛能散，多食或者久食，都會耗氣、損精神，從而引發或加重氣虛。平素自汗、乏力、倦怠、很容易感冒的氣虛的人，更應該少吃一些香菜。

產後、病後初愈的患者也經常會出現不同程度的氣虛，這個時候，也應該避免吃香菜。除此之外，香菜還有溫熱、發瘡的作用，因此，狐臭、口臭、胃潰瘍、腳氣、瘡瘍患者都不宜食用，否則會加重病情。

下面為大家推薦一道食譜：

香菜豆腐羹

材料：香菜兩百克，嫩豆腐一到兩塊，雞蛋一個，太白粉、食鹽、香油適量。

做法：

(1)剁碎豆腐，香菜洗淨切成末，雞蛋打散、薑切成末，太白粉加水調成汁。

(2)鍋燒開水，放入豆腐、薑末，再放入雞蛋，水燒開之後放入香菜末、食鹽，攪拌煮一會兒再倒入調好的太白粉汁。

(3)邊煮邊攪拌，直到羹有些稠的時候再淋上少許香油即可。

此湯能夠清熱祛濕、發表透疹、健胃。

春季養脾，切記少吃酸多吃甜

為了能夠更好地適應春季陽氣升發的特點，在春季應該多吃一些辛溫升散的食品，比如小麥、紅棗、豆豉、花生、蔥、香菜等，並儘量少吃生冷黏雜之物，以免傷害到脾胃。

調養脾胃要多吃甜食少吃酸食。

春季肝氣很旺，自然會影響到脾，因此春季很容易出現脾胃虛弱的症狀，中醫就認為：「當春之時，食應減酸宜甘，以養脾壯陽。」通常而言，為了能夠適應春季陽氣升發的特點，扶助陽氣，在飲食上應該遵循這一原則，多吃甜食少吃酸食來調養脾胃。主要是因為吃多了酸味的食物，會讓肝功能偏亢，因此在春季飲食調養最好是選擇甘溫之物，忌酸澀。

春季也是多風的季節，蜂蜜則是最為理想的保健品。蜂蜜性平、味甘，有滋養、潤燥、解毒、通便等功效。春季每天早上喝上一杯蜂蜜水，不僅可以潤腸通便，清除體內毒素，還能有效預防感冒。

除此之外，還應該多吃一些新鮮蔬菜，比如春筍、菠菜等，這樣可以補充因為冬季新鮮蔬菜較少，維生素攝取不足的缺憾。

增強抵抗力要注意攝取充足的維生素。春季氣溫變化比較大，細菌和病毒等微生物繁殖快、活力強，有很多病毒性傳染病在這一季節都處於高發期，比如流感、水痘、急性腮腺炎等，在日常飲食中要注意攝取充足的維生素和無機鹽，比如小白菜、油菜、辣椒、菠菜、柑橘、紅棗等食物當中都含有豐富的維生素C，有抗病毒的功效。

另外，春季還需要注意補充熱量，增強身體抵抗力。早春時節，氣候其實依舊寒冷，人體為了禦寒，必須消耗一定的能量以維持基礎體溫。所以，早春期間的營養組成，應該以高熱量食物為主。因此，春季飲食宜遵循高熱量高蛋白原則。

在春季日常飲食當中，除了穀類製品，還應該選用黃豆、芝麻、花生、核桃等食物，因為這些食物是可以及時地有效補充能量。此外，在早春期間，還需要補充一些優質的蛋白質食品，比如雞蛋、魚類、蝦、牛肉、雞肉和豆製品等。這類食物都含有豐富的蛋胺酸，能夠增強人體耐寒力。還有，春季飲食要講究清淡，忌油膩、生冷及刺激性食物。

益氣養陽要多吃大蒜、蔥和韭菜。在春季可以多吃一些益氣養陽的食品，比如胡蘿蔔、薺菜、芹菜、菠菜、香椿、豆腐、蓮藕、荸薺、百合、銀耳、蘑菇、鴨蛋等，如果條件允許，還可以適量進食一些甲魚。另外，綠豆芽、黃豆芽、黑豆芽、蠶豆芽、豌豆芽等豆類食品對於疏通肝氣、健脾和胃也有很大的好處。

除此之外，大蒜、蔥和韭菜也都是春季應該多吃的食物。特別是韭菜，又叫起陽草，雖然四季常青，但是在春天食用最好，具有溫中助陽的功效，而且韭菜當中有較多的營養成分和豐富的纖維素，能夠促進腸道蠕動、預防大腸癌的發生，與此同時，還能夠減少膽固醇的吸收，達到預防和治療動脈硬化、冠心病等疾病的作用。

大蒜也具有促進新陳代謝、增加食欲、預防動脈粥狀硬化和高血壓的功效，加上其性溫，也是可以補充人體陽氣，而且還有很強的殺菌力，對於細菌引起的感冒有一定的防治作用，因此春季也應該多吃些。另外，蔥也有較強的殺菌作用，多吃不僅能夠補陽散寒，還能增強人體的免疫功能，提高抗癌能力。

夏季，脾胃疾病多發季

進入夏季之後，天氣逐漸炎熱，雨水也開始逐漸增多。在這樣暑熱的氣候條件下，大多數人都會出現全身乏力、食欲不振、容易出汗、昏昏欲睡等症狀，而這也是脾胃疾病多發的季節。

中醫認為，養生最為重要的是講究天人相應和順應自然，因此中醫講究四季養生，五臟對應五時，也就是「春養肝，夏養心，秋養肺，冬養腎，四季養脾胃」。夏季時，不僅要顧及心陰的養護，更要注意調養脾胃，原因主要有以下幾點：

(1)從季節特點來看，夏季炎熱又濕。夏天雨水較多，一下雨，水分就會蒸發彌漫到空氣當中，使人感覺悶熱，出現喘不過氣、吃東西沒食欲等症狀，這可能就是濕傷脾胃所致。而另一方面，在悶熱、潮濕的天氣中，很多食物都非常容易腐敗變質產生毒素，細菌也容易繁殖生長，因此，腹瀉等疾病在夏季也很常見，這些都是中醫所說的「外邪侵入」。

(2)夏天暑濕困脾，導致人的脾胃功能相對於其他季節較弱，如果脾胃功能出現障礙，就無法運化水濕，很容易造成「內濕」停滯，進一步影響脾胃功能。

(3)悶熱的天氣容易讓人們煩躁，煩躁也會影響到脾胃的運化能力。正如中醫所說「見肝之病，知肝傳脾」，肝鬱則脾虛。

(4)「脾胃傷則百病由生」，因此，體質較差或是有其他慢性病的人，特別需要注意保護脾胃，例如有心腦血管等疾病的人在夏季更容易發生意外。

夏季，最容易造成脾胃問題的習慣

1. 狂吃冷飲

一到夏天，冷飲就進入熱銷期。很多人吃起來毫無節制，殊不知寒氣也隨之進入體內。寒傷脾，常見的表現就是舌苔白膩，輕則腹痛、腹瀉，重則噁心嘔吐。想要緩解不適症狀，最好是喝點薑湯；如果噁心想吐，還可以喝一些藿香正氣水。另外，喝冷飲時，最好能夠多在嘴裡含一會兒，這樣可以降低對脾胃的刺激。

2.無節制的吹冷氣

冷氣吹出的冷風為外寒，也會對脾胃造成不利。有很多人在冷氣、電風扇環境中很容易出現肚子涼痛，甚至腹瀉等症狀，這些都和外寒侵襲脾胃有關。

如今，很多上班族在冷氣房中穿著厚外套辦公，首先這樣非常不環保，其次室內外的溫差很大，很容易造成感冒。其實，用最傳統的手扇取代空調是最健康的。在下班之前，應該調高空調溫度或者是提早關掉，這樣才能適應下班後的環境。

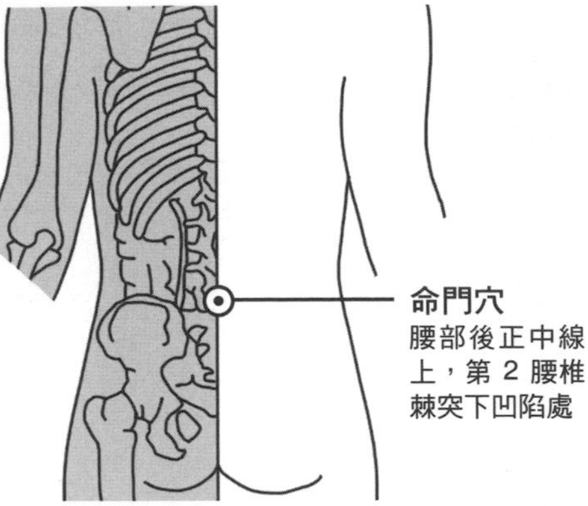
命門穴
腰部後正中線上，第 2 腰椎棘突下凹陷處

3.穿衣露腰腹

夏日的街頭，有很多時尚女性穿著露臍裝，而趕時髦的代價就是讓脾胃受傷。肚臍也是一個非常重要的穴位，叫作「神闕穴」，它的背後還有命門穴。裸露腰腹會讓這兩個重要穴位受到寒邪侵襲，不僅會傷害脾胃，還會傷腎、傷骨頭。晚上睡覺時，這個部位一定要蓋好。

4.喝太多涼茶

最近幾年，涼茶成為了許多人喜愛的飲料。正宗的涼茶內含性涼的中草藥成分，比如菊花、金銀花、荷葉等，具有祛火的功效，內熱、上火的人可以適當喝一些。但是本身脾胃虛寒的人，喝太多涼茶等於是「雪上加霜」。而且涼茶不宜長期飲用，特別是月經期的女性、準媽媽、產婦、幼兒更不宜多喝。

5.不吃主食

到了夏天，很多人胃口不好，經常不吃主食。中醫認為，「五穀為養」，不吃主食，脾胃會變得越來越虛弱。如果感覺胃口差，可以適當吃一些開胃的食物，比如四川泡菜，或者熬點養生粥，比如綠豆薏仁粥、山藥扁豆大米粥、紅薯燕麥粥等。

6.常吃生蔬菜

夏天在廚房做飯可以說是一種煎熬，所以很多人選擇不用開火的涼拌菜或者直接生吃。但是涼菜偏涼，生吃不容易消化，會對脾胃造成傷害。建議大家，一天裡必須有一個烹製的熱菜。瓜類、豆類富含營養，夏季可以多吃一些。

7.沉迷麻辣等重口味

夏天濕氣較重，吃點麻辣的食物確實有助於除濕、開胃和醒脾，可是如果吃得太多，就會刺激口腔、食道和胃黏膜，很容易引起胃火、長口瘡，這個時候建議可以喝點綠豆湯或吃點西瓜清火。

8.大量喝酒

酒精同樣會刺激胃黏膜，而且還會增加肝臟的負擔，對脾胃極為不利。

9. 飲食不規律

脾胃非常喜歡規律的生活，飲食定時定量、細嚼慢嚥，這是保養脾胃的要訣。如果經常饑一頓飽一頓、邊走邊吃，或者是吃飯中談事情，時間一長勢必會導致脾胃虛弱，而且還很容易罹患胃炎、胃潰瘍等疾病。

10. 熬夜

熬夜傷陰，非常容易引起陰虛、氣虛，不僅會傷害脾胃，還會連累五臟。要想養生，就要睡好「子午覺」，也就是晚上睡覺不能晚於十一點，中午再睡半個小時，這樣才有益健康。

夏季，需要記住的保養脾胃要訣

中醫講：「三分治七分養」，調理脾胃也是一個長期而漸進的過程，日常生活中應該以飲食調攝、體育運動為主，特別是要堅持以下幾方面：

1. 飲食有規律

飲食調攝是保養脾胃的關鍵，所以一日三餐要定時定量，千萬不要暴飲暴食。以素食為主、葷索搭配，常吃綠色蔬果，可以滿足消化需要、保持大便通暢。少吃含有刺激性和難以消化的食物，比如酸辣、油炸食品等，更不要多吃生冷的食物。

2. 適當進行運動

日常生活中儘量以步代車，上下樓梯儘量少坐電梯，飯後去散步，早上可以進行慢跑等。適當的運動可以增強人體的胃腸功能，加強胃腸蠕動、增加消化液分泌、促進食物的消化和營養成分的吸收，而且還能夠有效改善胃腸道本身的血液循環，促進新陳代謝。

3. 控制好情緒起伏

保持良好的情緒有利於保持良好的食欲。情感因素對於食欲、消化、吸收有很大的影響。不良的情緒很有可能會影響食欲，造成消化不良等，而良好的情緒則非常益於胃腸系統的正常活動。

4. 每頓飯只吃八分飽

這其實就是「吃夠而不吃過」的道理。每頓飯都不要吃得過飽，因為胃消化食物也是需要消耗氣血能量，吃得過飽會增加胃腸的負擔，而且吃下去的東西也不能夠全部吸收。因此，每頓飯都要注意不要過飽，八分飽是最好的狀態。過量的食物只會給脾胃帶來負擔，給身體製造垃圾。

5. 粥與主食要足量

一頓飯中，粥與主食的總量要占二分之一，也就是一半是主食和粥，一半是菜肴。只有這樣，吃下去的五穀雜糧、豆類才可以提供身體足夠的製造氣血的原料，也才能夠讓體內的陰陽平衡。早餐和午餐的主食要量大一些，晚餐則應該以粥、糊為主。

6. 飯後靜養一個小時

絕對不要飯後立即看書、看報、上網、看電視，因為飯後氣血要儘量供應給胃來消化食物，如果這個時候看書、看報、上網，就會調動氣血到大腦和眼睛，這樣就減弱了胃部的供血。但是胃此時又必須有足夠的氣血供應，於是心臟就要加強輸出更多的血給這幾個器官，連鎖反應就是讓心臟、胃、大腦、眼睛都很累，而胃和心臟都受到了損害，因此，最好保持飯後一小時內不要做這些事情，可以安安靜靜地坐一會兒，讓氣血充分的為胃部進行工作。

7. 夏天調理脾胃吃糯米

糯米是一種營養價值很高的穀類食品，除了含有蛋白質、脂肪、碳水化合物，還含豐富的鈣、磷、鐵、維生素B_1、維生素B_2等。中醫認為，糯米性味甘溫，入脾腎肺經，具有益氣健脾、生津止汗的作用。夏天飲食講究調理脾胃，吃一些糯米非常有好處。特別是中氣虛脾胃弱，甚至在夏季經常腹瀉的人，糯米更有很好的補益作用。與山藥熬粥，能夠強健脾胃；與蓮子同熬，可以溫中止瀉；食欲不振者，可以將糯米與豬肚同煮。

糯米含鈣很高，能夠補骨健齒。我們可以將黑糯米浸泡之後裝入布袋，用線紮緊，然後與豬骨等一起燉煮，熟之後喝湯，再將袋中糯米取出，分幾次煮粥食用，有養胃的作用。

除此之外，經常吃黑糯米還能夠補腎。中醫認為黑氣入腎，黑色補腎。黑糯米煮枸杞，能夠治肝腎虛引起的頭暈耳鳴、腰膝酸軟等。黑糯米還具有烏髮的功效，與桑葚、黑芝麻同煮效果最好。

要提醒大家的是，糯米不易消化，老人、小孩不宜多吃。而且糯米有收斂作用，如果吃糯米導致便祕，可以喝點蘿蔔湯來化解。

秋季，保養脾胃好時節

1. 飲食

益肺氣滋腎陰，養肝血潤腸燥，這是秋天飲食的要點。

可以多吃一些滋陰潤燥的食物，比如銀耳、甘蔗、燕窩、梨、芝麻、蓮藕、菠菜、烏骨雞、豬肺、豆漿、鴨蛋、蜂蜜、橄欖等。當然，這些說的只是對於正常人及血虛、陰虛體質的人而言。如果脾胃功能比較差，經常會出現脘腹脹滿、大便泄瀉的人，最好不要吃上述食品和藥膳，因為它們的性質偏涼，我們先要調理脾胃功能，之後再配合少吃一點滋陰食品和藥膳。

在秋天，一定要少吃一些蔥、薑、蒜、韭、椒等辛味之物，要多吃一些酸味的水果和蔬菜。比如蘋果、石榴、葡萄、芒果、楊桃、柚子、檸檬、山楂等。

另外，還要多吃一些溫食。因為初秋時節，濕熱依舊，以致脾胃內虛，抵抗力下降，這個時候如果能夠吃些溫食，特別是食用白米或糯米，都有極好的健脾胃、補中氣功能。《本草經疏》譽白米為「五穀之長，人相須賴以為命者也」。

2. 運動

秋季養生不能離開「收、養」這一原則，要把保養體內的陰氣作為首要任務。進行運動的時候也要順應這原則，亦即運動量不宜過大，儘量選擇輕鬆平緩的項目。

建議大家可以選擇登山。這是立秋之後戶外運動不錯的選擇。登山能夠增強人體的呼吸和血液循環功能，增大肺活量及心臟收縮力，對哮喘等疾病可以發揮很好的輔助治療作用，而且還能夠降低血糖，增加貧血患者的血紅素和紅血球數。爬山時，溫度變化非常明顯，可以讓身體體溫調節機制不斷處於緊張狀態，從而提高人體對環境變化的適應能力。

需要注意的是，登山也是一種負重運動，膝關節承受了大部分身體的重量，特別是在登上一級臺階關節還未伸直的情況下，繼續登另一級臺階，膝關節一直是處於半屈狀態，這會對關節帶來較大的負擔，所以患有骨關節炎的人不適宜進行此項運動。年老體弱者也不能夠一味強調登山的保健效果。高血壓、冠心病等患者更要量力而行，以防不測。

除此之外，還要提醒大家注意的是，秋季運動量與夏季相比可以適當增大，運動時間也可以適當加長，但是必須注意循序漸進。另外，因為人們在秋天容易疲乏、嗜睡，所以運動之後一定要注意休息，以恢復體力。

3. **養生**

立秋時節，食欲增強，暴飲暴食很容易加重胃腸負擔，導致功能紊亂。而且，秋季氣候多變，晝夜溫差大，腹部很容易著涼，使得腸蠕動變化而導致腹瀉。預防秋季腹瀉重在保養脾胃，防止胃病復發。經過一個夏天的「煎熬」，有很多人的脾胃功能相對弱，所以飲食上不要暴飲暴食，千萬不要吃口味太重的食物，儘量不吃過涼的食物以及不好消化的食物。

總之，秋季養生應以「平衡膳食、辨證配膳」為原則，進行合理的膳食搭配，才是最好的養生方略。

4. 服飾

立秋時節，天氣驟然變涼，著裝要謹記「春捂秋凍」的原則。秋季天氣驟然變涼，人們的第一感覺就是寒冷，於是有一些人非常著急地穿上厚衣，但這種做法很不可取。

秋季穿衣服也要順應「陰津內蓄，陽氣內收」的需要，適當地凍一凍能夠在一定程度上提高大腦的興奮程度，增加皮膚的血流量，從而讓皮膚代謝加快，增強人體耐寒能力。除此之外，晚秋氣溫比較低，也不要立即穿得太多，避免出汗過多，耗傷陰精、陽氣外泄。

選擇秋裝，款式應以寬鬆為好，衣料以柔軟下垂或者棉布料為好。穿薄而多層套裝的，比穿厚而單層的衣服保暖性更好。

需要提醒大家的是，「秋凍」也要因人而異。老人和孩子的抵抗力弱，進入深秋時候一定要注意保暖。

5. 起居

《素問・四氣調神大論篇》說：「秋三月，此謂容平。天氣以急，地氣以明，早臥早起，與雞俱興。使志安寧，以緩秋形，收斂神氣，使秋氣平，無外其志，使肺氣清，此秋氣之應，養收之道也。」這段話是說，在秋季三個月，秋風清肅，萬物收藏，人們的起居調攝應與氣候相適應，才能夠避免秋天肅殺之氣侵害人體。

秋季早睡，是符合人體需要的，而且還能夠有安睡的條件，天氣涼爽，舒心爽身，經過一個少眠的夏天，正好借此補償。

秋季養脾胃的食物

秋季是養生的季節，脾胃不好的人可以在秋季好好調理。那麼，秋季養脾胃應該吃什麼呢？有沒有好的調理食譜？以下推薦大家一些秋季調理的食物及食譜。

1. 山藥

山藥含有澱粉酶、多酚氧化酶等成分，能夠有效改善脾胃的消化吸收功能，特別是對於脾胃虛弱、食少體倦、腹瀉等症具有食療的作用；山藥當中的尿囊素有助修復胃黏膜，對於潰瘍病也有很好的輔助治療作用。而且特別值得注意的是，淮山有收澀的作用，因此便祕者不宜食用。為了健胃，煲湯的時候最好採用鮮淮山，而且烹煮時間不宜太長，因為時間太長，消化酵素會受到破壞而失去功能。

推薦食譜：**山藥枸杞紅棗粥**

原料：山藥一根、棗（乾）十粒、枸杞二十克、蓮子五十克、白米三十克、糯米二十克、小米二十克。

做法：山藥洗淨去皮，切成段。準備好白米、糯米、小米、棗清洗乾淨備用。準備好蓮子、枸杞。洗淨白米、糯米和小米，放入鍋內加水，洗淨枸杞、蓮子和紅棗，放入鍋內，山藥也一起放入。高壓鍋按下煮粥的按鍵即可。

2. 蘿蔔

中醫認為，蘿蔔性涼味辛甘，入肺、胃二經，能夠消積滯、化痰熱、下氣貫中、解毒，用於食積脹滿、小便不利等症。由此可見蘿蔔對於調理脾胃的作用明顯，因此有「秋後蘿蔔賽人參」的說法，特別有輔助治療秋季常見的消化不良、風熱型感冒、扁桃體炎、咳喘多痰、咽喉痛等疾病的作用。

推薦食譜：**蘿蔔燒排骨**

原料：豬排骨五百克，蘿蔔五百克，醬油二十毫升，料酒五毫升，鹽四克，味精三克，白糖五克，蔥八克，薑五克，太白粉五克，油五十毫升。

做法：蘿蔔切成塊，蔥切段，薑切片。鍋上火，放油，將蔥、薑和蘿蔔放入，煸炒至上色的時候再加入料酒、醬油、鹽、味精、白糖和清水，放入排骨，用大火燒開鍋後，轉用小火燒二十五分鐘，等到汁收濃且口味濃香的時候，再加入太白粉水，把汁全部掛在原料表面即可。

3. 番薯

番薯算是糧食當中營養較為豐富的食品。因為番薯能供給人體大量的黏液蛋白、糖、維生素A和維生素C，具有補虛乏、益氣力，健脾胃、強腎陰以及和胃、暖胃、益肺等功效。所以經常食用番薯能夠預防肝臟和腎臟中結締組織萎縮，防止發生膠原病。

推薦食譜：**玉米粉番薯粥**

原料：玉米粉一百克、番薯適量。

做法：將玉米粉一百克，先用冷水調成糊狀，等到水燒開之後放入，之後將切成碎塊的番薯一併放入，輕輕攪動防止玉米粉黏在鍋底。熬粥的時候要用小火，在中間可以加幾次冷水，以不稀不稠為佳。

4. 蓮藕

秋季也正是蓮藕上市的時節。蓮藕當中含有大量碳水化合物和豐富的蛋白質、胺基酸以及多種維生素、礦物質，是老年人秋季補養脾胃的好食材。

生藕味甘性寒，具有清熱潤肺，涼血行瘀的功效。將藕加工至熟之後，其性由涼變溫，自然就具有健脾開胃、止瀉固精的作用。特別是把蓮藕加工製成藕粉，更是老年人食補佳品，不僅營養豐富，而且易於消化，更有養血止血、調中開胃的功效。平時脾胃不好的老年人可以多吃一些藕粉，當然也可以自己在家做藕粉。

推薦食譜：**桂花糯米藕**

原料：蓮藕一節、糯米適量、乾桂花一克、冰糖約一百克。

做法：糯米清洗乾淨，瀝乾水分備用。洗淨蓮藕，在近藕節處切下一小塊做蓋子。藕孔沖洗乾淨，把糯米塞入藕孔當中，裝滿米之後，將切下來的蓋子放回原處，用牙籤深入固定。再把蓮藕放入鍋中，加水沒過蓮藕，大火燒開之後，改用小火煮三十分鐘。放入冰糖、乾桂花，小火，煮一百分鐘即可。將煮好的蓮藕切成片即可食用。也可以將切好的糯米藕用油稍微煎黃，雙面都必須煎，吃的時候可以撒上一些白糖。

5. 南瓜

秋季，人體的皮膚容易變得粗糙、乾燥，多吃一些南瓜有助保持皮膚細嫩，因為南瓜當中含有豐富的胡蘿蔔素和維生素C，能夠護肝，還有一定的健胃作用。而且南瓜也很適合脾胃不好的人食用，其中含有的豐富果膠，能夠「吸附」細菌和有毒物質，包括重金屬、鉛等，具有排毒作用。南瓜可以煮粥或湯。

推薦食譜：**百合南瓜羹**

原料：南瓜、鮮百合、枸杞子、冰糖、蜂蜜。

做法：洗淨南瓜，去皮及瓤，切成大塊，放入鍋中煮爛，冷卻之後盛入果汁機中，加蜂蜜打成泥狀；百合去黑根，洗淨，掰成小瓣；枸杞子洗淨泡軟備用。鍋中加入適量清水，放入枸杞子、冰糖、百合燒開之後再轉入小火煮熟，之後再加入南瓜泥熬煮成濃湯即可。

6. 高麗菜

中醫認為高麗菜性味甘平，健脾養胃益腎，通絡壯骨，利五臟、調六腑、補骨髓。將高麗菜與薏仁、陳皮、蜂蜜同煮，能夠緩解胃脘脹痛、上腹脹滿及胃、十二指腸潰瘍等病症。高麗菜健脾養胃、緩急止痛、解毒消腫、清熱利水。而且高麗菜當中含有大量維生素C，具有止痛及促進潰瘍癒合的作用。

推薦食譜：**番茄馬鈴薯高麗菜湯**

原料：高麗菜小半個、番茄三個、馬鈴薯一個、胡蘿蔔半根、水適量。

做法：洗淨番茄，頂部劃十字，用開水汆燙，剝去外皮，切成小塊；馬鈴薯洗淨去皮，切成丁；胡蘿蔔洗淨，切成丁；高麗菜剝開洗淨，切成粗絲；熱鍋放少許油，再放入番茄翻炒，放入鹽之後繼續翻炒按壓成汁；放馬鈴薯和胡蘿蔔丁稍微炒一下，倒入適量的水煮沸，加入高麗菜，繼續煮至所有材料爛熟即可，食用時可以放入適量鹽調味。

7. 大白菜

大白菜性平、味甘，具有通利腸胃、生津止渴、消食下氣的功效，經常食用可以滋養脾胃，非常適合胃潰瘍、消化不良、大便乾燥、小便不利、口乾舌燥等症狀的人食用。

大白菜中含有豐富的粗纖維，能夠有效刺激胃腸蠕動、防止大便乾燥，而且和其他膳食纖維豐富的蔬菜相比，大白菜纖維更加軟嫩可口。大白菜當中還含有保護胃黏膜的維生素C，也很適合消化道潰瘍的患者食用。

推薦食譜：**排骨燉白菜**

原料：豬排骨三百克、大白菜一五〇克、蔥段十五克、薑片十五克、枸杞十克、鹽、醋、料酒、香油適量。

做法：排骨剁成小段，清洗乾淨，白菜洗淨切成五公分左右的長段。將豬排骨在沸水中焯水，洗淨血沫後放入鍋中，倒入適量清水，加入薑片、蔥段、枸杞、少許醋和料酒煮至排骨熟。之後再放入白菜煮熟，最後可以根據個人愛好放入食鹽調味，再點上少許香油即可。

8. 芋頭

芋頭中含有澱粉，營養豐富。每一百克鮮品中含有熱量九十一卡，蛋白質二點四克，脂肪零點二克，碳水化合物二十點五克，鈣十四毫克，磷四十三毫克，鐵零點五毫克，維生素C十毫克，維生素

B_1零點零九毫克，維生素B_2零點零四毫克。而且富含有乳聚糖，質地軟滑，容易消化，具有健胃作用，非常適宜脾胃虛弱、患腸道疾病、結核病和正處恢復期的病人食用，更是嬰幼兒和老年人的食用佳品。

推薦食譜：**芋頭蘿蔔葉**

原料：芋頭二五〇克、蘿蔔葉二五〇克、沙拉油五十克、鹽三克、味精二克、胡椒粉二克。

做法：芋頭削皮清洗乾淨，切片，放入砂鉢內，加入清水七五〇毫升，在大火上燒滾，再轉用小火燜爛。蘿蔔葉擇洗乾淨，切成段，放入開水中焯水，撈出過涼。鍋置大火上，放入沙拉油，燒熱之後放入蘿蔔葉、加食鹽炒勻；再放入芋頭、食鹽、味精、清湯一百毫升，燒透入味之後，裝入砂鍋內，撒胡椒粉即可。

9. 小白菜

小白菜，味苦微寒，養胃和中，通腸利胃。小白菜含有豐富的維生素C和鈣質，還有磷、鐵、胡蘿蔔素和維生素B等，能益心腎，健脾胃，對於胃及十二指腸潰瘍有止痛、促進癒合的作用。

推薦食譜：**蝦皮炒小白菜**

原料：小白菜一捆、蝦皮一小把、蔥花適量。

做法：小白菜洗淨切段，用開水焯一下。蔥切末，利用煮開水的時間，把蝦皮用清水浸泡五分鐘後洗乾淨。熱鍋倒油，油燒到五分熱的時候放入蔥末爆香，然後放入小白菜翻炒。兩分鐘之後，把洗淨的蝦皮放進去接著炒幾下，出鍋即可食用。

秋季養脾容易產生的幾大誤解

秋季，氣候乾燥多變，是人體免疫力降低、容易滋生疾病的季節，各種疾病極其容易爆發，所以應當及時做好秋季的養生。可是，秋季養生絕不是一門簡單的學問，需要注意採取一系列合適的養生方法，因此，進行養生保健時，一定要避免誤入秋季養生的雷區。

一、無病亂補

無病亂補，不僅耗費金錢，而且還會讓身體受到損害，得不償失。例如如果長期服用葡萄糖，會造成肥胖，從而增加血液中的膽固醇，很容易誘發心血管疾病。

二、虛實不分

中醫的治療原則是「虛者補之」，如果不是虛症病人，卻使用補藥，就很有可能會傷害身體，甚至危害生命。養生雖然不像治病那樣嚴謹，但是如果不能夠分辨寒熱，亂投藥膳，很容易造成「雪上加霜」。

三、多多益善

大多數人的觀點是：「多吃補藥，有病治病，無病強身」，其實這非常不科學，因為任何補藥服用過量都會有害。如果服用過量的維生素C，很有可能會出現噁心、嘔吐和腹瀉的症狀。

四、凡補必肉

很多人認為補就是多吃肉。動物性食物味美可口，而且確實含有比較高的營養價值，自然是補品當中的良劑。但是，肉類不易消化、吸收。老年人吃多了肉，身體將不堪重負。其實，清淡飲食也是可以滋補的，特別是多吃蔬菜。在新鮮的水果和蔬菜當中含有多種維生素和微量元素，這些都是人體必不可少的營養物質。

立秋時節喝黃耆粥，補氣祛濕健脾胃

立秋時節，推薦大家食用補氣黃耆粥。經過了漫長的暑夏，身體或多或少都有一些氣虛。與此同時，立秋之後有一段時間是中醫說的「長夏」，在這個時候，空氣當中的濕氣往下走會侵入人體，而人體內原有的濕氣此時又難以排出。濕邪一旦在人體中盤踞下來就特別難以清除，從而嚴重影響到身體健康。因此，初秋的養生重點就是要「補氣祛濕」。

黃耆性溫，有時會讓人上火。但是在三伏天的長夏和立秋之後，完全可以放心使用黃耆。如果是在其他時節，就必須根據自己的體質使用。氣虛的人比較適用，陰虛有內熱的人則要謹慎食用。

立秋時節食用黃耆粥，能夠有效地補脾氣、祛脾濕。

以下介紹黃耆粥的做法

材料：黃耆三百克，白米五百克（兩人份五天用量）

做法：

(1)將黃耆放置在清水浸泡半小時，十到十五杯水（普通馬克杯一杯水約三百毫升），連水一起燒開後，轉中火煮三十分鐘，濾出藥汁備用。

(2)再加入等量清水，燒開之後再煮十五分鐘，再次濾出藥汁。

(3)重複第二步。

(4)撈出黃耆藥渣扔掉，將三次的藥汁混合放入冰箱保存。

(5)每次取五分之一的黃耆水，再放入一百克白米，加入適量的水煮成稀粥即可。

需要注意的是，感冒咳嗽痰多的人不可以喝黃耆粥，因為不宜宣洩病邪。

冬季怎樣保養脾胃

冬天是收藏的季節，也是積蓄力量的季節，在冬季，人體的陽氣內斂，胃的陽能自然也是屬於內斂狀態。這個時候的消化能力非常好，如果此時大量進補，再加上自身的脾胃運化功能不好，就會加重脾胃的負擔。所以，在冬天必須要重視保養脾胃。

1.「保胃戰」吃軟不吃硬

胃病患者都知道，胃不舒服的時候，如果再吃一些「硬」菜，比如大魚、大肉等，就會更加的不舒服。因為脾胃虛弱的時候，脾的運化能力是處於失常狀態，就好像是一個虛弱的鐵匠無法拿起沉重的大錘敲打鐵塊一樣，因此脾胃對於大魚大肉的消化也不是很好。所以在這個時候，最好採取「軟兵」政策，多吃一些粥、牛奶、麵條等容易消化的食物。

以前，人們在小寒的時候就開始盛行喝粥。主要是因為在小寒中，人們吃了許久的大魚大肉了，要喝一些粥品，養養脾胃，這才是小寒時節保養脾胃的方略。

《燕京歲時記》中記載「臘八粥者，用黃米、白米、江米、小米、菱角米、栗子、紅豇豆、去皮棗泥等，合水煮熟，外用染紅桃仁、杏仁、瓜子、花生、榛穰、松子及白糖、紅糖、瑣瑣葡萄，以作點染。」以上食物都是甘溫之品，具有調脾胃、補中益氣、補氣養血、驅寒強身、生津止渴的功效。

中國古人一直稱「粥飯為世間第一補人之物」，認為喝粥可以延年益壽。李時珍在《本草綱目》中也說：粥能「益氣、生津、養脾胃、治虛寒」。張耒的《粥記》中也說：「每日起，食粥一大碗，空腹胃虛，穀氣便作，所補不細，又極柔膩，與腸胃相得，最為飲食之妙訣。」

平時可以熬點粥食用的，比如糯米具有補脾胃、益肺氣的功效，食用後能夠補養人體氣血，滋養脾胃。因此在寒冷的冬季，喝點糯米粥也是養脾胃的好方法，而且糯米還有禦寒的作用。當然，需要注意的是，糯米雖好，但不能貪吃。因為糯米本身黏滯，不容易消化，食用過多很有可能會引起胸腹脹滿，特別是老人、兒童這些腸胃功能不好的人。而且食用糯米的時候一定要細嚼慢嚥，食用量最好減半，比如平時能吃一五〇克米飯，吃糯米飯的時候七十五克就好。

除了糯米粥，以下推薦一款特別適合小寒節氣食用的紅棗桂花糯米飯。製作起來非常簡單，首先把紅棗去核煮熟。糯米洗淨之後浸泡半個小時，然後把糯米連同桂花糖攪拌均勻煮成米飯，等到八分熟的時候加入紅棗即可。當然，也可以根據自己需要，加入一些具有補血功效的葡萄乾或是溫腎壯陽效果的核桃仁。

2.挑選「精良」，保住「胃」城池

在冬季，脾胃不好的千萬不要再「折騰」脾胃了，日常吃飯的時候一定要「精挑細選」，少吃一些生冷辛辣的食物。冬天天氣本身就非常寒冷，如果再吃一些生冷的食物，寒性更大。比如在冬天的時候喝冰凍啤酒，這就很容易讓寒氣在體內形成濕邪，從而影響到脾胃的運化功能。

然而，在冬季不吃生冷的食物，多吃一些火鍋、烤羊肉串這些辛辣的食物，其實也很損傷脾胃。因為辛辣的食物「火氣」很大，很容易耗傷胃陰。

3.飲食規律，才能養好胃

正如《千金方》中所說「飲食以時」，飲食要有規律。在冬季，脾胃消化功能相對於其他季節而言是比較好的，但是由於工作或者其他原因導致飲食不規律，脾胃的工作自然也就不規律。

這其實就和育兒一樣，孩子的飲食要非常規律，到了時間，就得給孩子餵奶，如果到了時間，沒有給孩子吃的，孩子就會哇哇大哭。相同的道理，當身體餓了，脾胃卻還在「睡大覺」，不給餵吃的，身體肯定也會「不高興」，到了這個時候，身體的其他臟器也會「罷工」。身體不餓的時候，脾胃卻還在大量吸收營養，但其他臟器並不接受營養，脾胃自然也會因為勞累而「生病」。因此，三餐定時、定量、不暴飲暴食，素食為主、葷素搭配才是養脾胃的重要原則。

冬季，不要讓脾胃受寒

每到了天氣寒冷的時候，有一些人就會經常覺得肚子痛，但是只要喝一些溫開水，或者是用熱水袋溫敷一下，肚子就不痛了。還有一些人，總感覺自己的陽氣不足，體質虛弱，可是怎麼進補都補不進去，最後反而造成了虛火上旺……。

中醫解釋，這就是脾胃虛寒的表現，特別是每當冬季來臨，表現會更明顯。冬天天氣寒冷，胃寒的人自然容易犯病，所以每當天氣一發生變化，腸胃病患者就會特別多。

一、脾胃是中樞，養身先養胃

冬季肚子冷、受寒之後肚子痛，經常拉肚子等，都是脾胃虛寒的表現。在中醫學中，脾胃就是中焦，雖然腎是先天之本，脾胃是後天之本，但是後天之本的脾胃不好，自然會影響到先天之本的腎對陽氣的補益。

如果把身體各臟器的關係比作一張八卦圖，脾胃就在中心位置，是五臟六腑的交通樞紐，連接各處，一旦脾胃受損，身體各個臟器運轉也會受到影響。因此，調養身體要從養胃開始。脾胃的運化好了，就可以把吃進身體內的食物和藥物進行良好的吸收，從而達到補腎、強身的效果。

脾胃不好，很多其他疾病都會隨之而來。中醫看舌相，主要是因為舌頭上的舌苔能顯示出脾胃，也就是胃氣、消化功能的好壞，這樣就可以判斷用藥。因此，很多中醫師在治病時，都會從脾胃下手。因為只要調好了脾胃，身體五臟六腑的其他問題都可以不治而愈。

二、補腎補陽，先補脾胃

身體很虛、體質很弱，可是在吃進補的食物之後，卻沒有效果，反而出現了上火的症狀，這是什麼原因？我曾經遇到過一個案例，有一位患者發現自己吃不了補藥，一吃就上火。我診斷後發現，這位患者脾胃虛寒，身體的吸收消化功能都很差。其實有很多人都是「虛不受補」，這主要是因為脾胃沒有調理好，因此補不進去。

立冬之後，人們開始需要進補陽氣。很多人都會選擇喝羊肉湯補充陽氣，過完冬天之後，身體自然會感覺到健康許多。但是，進行食補時，對脾胃的健康要求會更高，如今，很多人的脾胃都不好，而補陽氣都是要從養脾胃開始的。

三、養胃通肝，生氣傷胃

肝和脾胃的關係非常密切。養胃可以通肝氣，調節人的情緒。胃一有病，整個身體都會變得非常虛弱，心情自然也不會愉快，正是「胃不和則寢不安」。反過來，中醫五行學中認為，肝屬木，脾胃屬土，木是剋土的，一個人經常生氣、心情煩躁也會導致肝受損，從而影響到胃的健康。

四、生活方式養脾胃

現今的生活方式越來越不健康，特別是飲食變得沒有規律、工作壓力大等，這些都會造成陽氣不足，從而導致發生腸胃病。同樣的問題，肝氣鬱結目前也是都市人生病的主要症狀，再加上肝氣鬱結會影響到胃氣，因此養胃還需要養心。

喜歡喝冷飲、吃生冷的水果，這對於脾胃虛寒的人而言是非常不好的，特別是經常性胃痛、大便稀爛的人。由於虛寒導致脾胃受傷，脾胃受傷之後，脾胃運化就會不足，沒有辦法給身體進補，這樣又進一步導致了身體變得虛寒，出現惡性循環的現象。所以，脾胃虛寒的人一定要少吃寒涼性食品才能養好脾胃。

冬季保養脾胃的食譜

冬季是養生的最好季節，而飲食又是冬季進補最好的選擇，那麼冬季進補應該吃什麼？冬季養生食譜又有哪些呢？以下推薦幾款保養脾胃的進補食譜，相信能夠幫助你補脾胃、益肺腎、溫腎陽，抵抗冬季疾病，安然過冬。

1. 冬瓜湯

材料：冬瓜五百克，雞湯七五〇克，冬菇二個，雞胸肉五十克，火腿二十克，鮮蝦五十克，瘦豬肉三十克。

做法：

(1)將冬瓜放入鍋內加入雞湯，大火煮十分鐘；

(2)放入雞肉、冬菇和其他的配料煮五分鐘，再加入鹽、味精、香油即可。

2.**山藥羊肉湯**

材料：羊肉五百克，淮山藥一五〇克，薑、蔥、胡椒、紹興酒、食鹽適量。

做法：

(1)羊肉洗淨切塊，放入沸水鍋內，焯去血水。

(2)薑蔥洗淨之後用刀拍破備用，淮山切片清水浸透與羊肉一起置於鍋中，放入適量清水，再將其他配料一起放入鍋中，大火煮沸之後改用小火燉至熟爛即可。

3.**素炒三絲**

材料：乾冬菇七十五克，青椒二個，胡蘿蔔一根，植物油、白糖、黃酒、味精、鹽、太白粉水、鮮湯麻油適量。

做法：

(1)冬菇水發洗淨，擠乾水分，切成細條，胡蘿蔔、青椒洗淨切絲。

(2)鍋內放入油燒熱，將三絲入鍋煸炒後，放入黃酒、糖，再煸炒，之後再加入鮮湯、鹽，待湯燒開後放入味精，用太白粉勾芡，淋上麻油，盛入盤內即可。

4.**雞絲湯**

材料：雞胸肉七十五克，火腿十五克，冬菇十五克，雞蛋一個，太白粉二十克，清湯適量。

做法：

⑴將雞胸肉切成絲，放入蛋白、太白粉拌好，放入沸水當中稍微燙後取出放入湯碗內。

⑵將火腿絲冬菇絲連同清湯一起放入鍋中，加入鹽、胡椒粉大火燒至湯滾之後，放入裝雞絲的湯碗內即可。

5.酸辣魚頭煲

材料：鮭魚頭一個，洋蔥一五〇克切片，椰汁半杯，冬蔭功湯包一包，番茄三個，去皮去核切片，糖、鹽適量。

做法：

⑴魚頭切開邊，洗淨擦乾水，灑少許胡椒粉醃五分鐘，蘸一層很薄的生粉，塗抹均勻。

⑵燒熱鍋，三湯匙下油，放入魚頭，用小火煎至微黃色，盛起。

⑶燒熱鍋，一湯匙下油，放入洋蔥、番茄稍微爆炒一下，放入冬蔭功湯包及椰汁，用筷子或木勺子攪動，使湯包融化，加水兩杯半煮滾，不用加蓋，用中小火煮十分鐘，等到湯料出味，再放入調味及魚頭煮至熟，在煮的時候要翻動，大約十分鐘即可。

第六章

脾胃的常見病調理
——脾胃疾病的剋星

胃食道逆流

腸胃功能不好的人最容易出現胃食道逆流情況，特別是精神焦慮、緊張或者是飲食不當等都會導致胃酸分泌過多，從而形成胃食道逆流。除此之外，慢性胃炎、急性胃炎或十二指腸潰瘍等病也會導致胃酸過多。

胃食道逆流會帶來的不僅僅是「燒心」般的難受，嚴重的話還有可能導致食道癌。研究表明，胃酸反復侵蝕食道，會造成食道內壁組織發生病變，從而形成巴雷特食道病。而巴雷特食道病患者罹患食道癌的危險要比健康者多四十倍。

除了要遵循醫囑服用藥物抑制胃酸分泌，還有以下幾種方法可以讓胃不被過量胃酸摧殘。

方法1：不要貪杯

喝酒過量很容易造成酒精肝、酒精性肝硬化、營養不良以及維生素缺乏等。大量飲用啤酒還很容易造成胃黏膜受損，出現胃炎和消化性潰瘍，導致上腹不適、食欲不振、腹脹和胃酸逆流等症狀。

方法2：不要穿緊身衣

穿緊身衣褲、束過緊的腰帶，會讓胃內的壓力隨之增加，造成胃液逆流而上。

方法3：不要暴飲暴食或三餐不定

暴飲暴食之後，食物要經過很長時間才能分解。食物長時間停留在胃內，會造成胃內壓力上升，從而壓迫連接胃部和食道的下食道括約肌。如果括約肌長期受壓迫就會變得鬆弛，從而讓胃酸更易向上倒流。如果用餐之後打嗝、噯氣次數明顯增多，很有可能就是下食道括約肌已經鬆弛，需要留意是否有胃酸逆流的現象。

另外有些人由於工作的關係經常吃飯沒有規律，在沒有食物的情況下，胃裡過量的胃酸就會腐蝕了胃壁。

方法4：減肥並維持體重

體重超標也會造成腹內壓力增加，從而加重胃酸逆流和胃灼熱的狀況。

方法5：注意休息並保持心情愉悅

如今，社會競爭非常激烈，很多人每天都面臨著巨大的工作壓力和精神壓力。如果這種緊張狀態長時間無法得到緩解，就容易造成神經系統和內分泌系統功能紊亂。神經緊張還會造成胃、十二指腸壁血管痙攣，從而持續減少供血，促成發生胃病。經常加班至深夜的人由於打亂了人體的生物鐘，胃酸也會不正常分泌。

方法6：少食多餐，吃得清淡

想要胃舒服、消化好，吃飯時一定要細嚼慢嚥，最好能夠做到少食多餐，而且進食要有規律，才能維持正常的消化活動。

胃不好的人一定要「忌口」，少吃辛辣食物、少喝濃茶和咖啡，減少對胃的刺激。高脂肪食物大多數都難以消化，這樣會讓胃內壓力上升，吃過多高糖食物也會增加胃酸分泌，從而導致胃酸逆流、胃灼熱。

方法7：注意保暖

沒有過胃病病史的人，寒冷的空氣很容易導致胃部血管痙攣、收縮，胃內血流下降，從而導致胃功能協調不良，出現胃痛。

而對於「老胃病」患者而言，寒冷空氣很容易使舊疾復發。連續吸入大量冷空氣會反復刺激胃部，因而導致胃酸分泌過多，破壞胃黏膜。

因此，慢性胃病患者冬季外出時必須注意保暖，最好戴圍巾或口罩保護口鼻。

胃脹氣

胃脹氣大多數情況是因為消化不良，胃腸運動緩慢所造成的，特別是胃炎、胃潰瘍患者經常會出現胃脹。

胃脹的主要病因是飲食習慣不良，比如飲食不節制、經常吃冷飲或是冰涼的食物。再加上生活節奏快、精神壓力大，更容易出現胃病。因此，一定要養成良好的飲食習慣。

胃寒病人出現胃脹氣時，可以多吃一些胡椒豬肚湯、生薑水。胡椒和生薑都是健胃、暖胃的調味品，能夠有效調理胃寒的病症，恢復健康脾胃。

其實，胃脹的原因有很多，主要可以分為以下兩類：一是功能性疾病，比如功能性消化不良；二是器質性疾病，比如急慢性胃炎、消化性潰瘍、胃癌等。除此之外，糖尿病、硬皮病等全身系統性的疾病也會引起胃動力障礙。

治療胃脹最主要的還是需要在生活中注意保養，避免攝食刺激性食物和造成身體敏感的食物，而且還要注意飲食要有規律、細嚼慢嚥、戒煙少酒、情緒穩定、放鬆精神、適量運動、勞逸結合。

下面介紹一些食療方，能夠有效治療胃脹。

⑴**雞內金粥**：將適量雞內金用小火炒至黃褐色，研為細末，備用。取白米一百克，加水五百到八百毫升，煮至米粒熟爛之後，加入雞內金粉三到五克，稍微煮一下即可，食用的時候加入少量白糖，分次溫服，連服五日。

⑵**蘿蔔籽粥**：炒蘿蔔籽十克，白米五十克，先用炒蘿蔔籽煮湯，然後加入白米，小火煮成稀粥，每日一次，連服三日。

⑶**山楂麥芽粥**：生山楂、炒麥芽各十克，白米五十克，先用山楂、麥芽煮水，然後用此水加入白米煮粥，服用的時候加入適量白糖，每日一到二次，連服數日。

⑷**消食粥**：蓮肉、芡實、神麴、麥芽各十克，山藥三十克，扁豆二十克，山楂十五克，加入少許白米煮粥，每日一次，連服三日，長期食用具有健脾、消食的功效。

⑸**淮山內金粥**：淮山藥十五到二十克，雞內金九克，小米或白米一五〇克，將淮山藥、雞內金研成細末，與米共同煮粥，等到米熟爛之後，加適量白糖調味食用即可。

除此之外，胃脹的人還可以多食用以下食物：

⑴**蘿蔔**：順氣健胃，對氣鬱上火生痰具有清熱消痰的作用。青蘿蔔是最好的，紅皮白心者次之。

食用的方法最好是生吃，但是胃有病的人建議做成蘿蔔湯喝。注意胡蘿蔔和水蘿蔔不要一起食用。

⑵ **啤酒**：能夠順氣開胃，消除惱怒情緒。但一定要適量，不可過量。

⑶ **玫瑰花**：沏茶的時候放幾瓣玫瑰花可以起到順氣的作用，如果沒有喝茶的習慣，可以單獨泡玫瑰花喝。

⑷ **茴香**：茴香籽和茴香葉都具有順氣的作用。用葉做菜餡或炒菜能夠順氣、健胃、止痛，對抒解生氣造成的胸腹脹滿疼痛效果最好。

⑸ **山楂**：具有順氣止痛、化食消積的功效，適於氣裹食造成的胸腹脹滿疼痛，對於生氣導致的心動過速、心律不齊也有一定的療效。

腹瀉

在氣溫高、濕度大的夏季，食品非常容易腐敗變質，而且一些致病菌也容易在這些食品上繁殖。如果不注意飲食衛生，食用了這些食物，就容易發生痢疾、腸炎、細菌性食物中毒等腸道疾病。

這些腸道疾病具有共同的特點：都有腹瀉、腹痛等症狀，甚至有時還會出現嘔吐、發燒、水便等情況，有一些患者的身體還會大量脫水。

患有腹瀉的病人，除了要服用抗生素藥物和注意休息，還需要特別注意飲食調理，才能夠儘快減輕症狀，迅速恢復體力。

腹瀉的患者一般是腸道黏膜大量脫落，出現潰瘍面，有的地方是破潰出血。另外，由於嘔吐、腹瀉，身體當中已經失去了大量的水分，也損失非常多的鈉、鉀、氯離子。這種情況下，患者應該多吃一些流質飲食，比如牛奶、藕粉、菜汁、果汁、雞蛋湯、麵疙瘩等，這些食物脂肪含量低，利於消化吸收。

如果患者是長時間腹瀉，可以適當吃一些烤焦的饅頭片，這樣可以將腸道中的細菌和毒素阻留在碳化物體的空隙中，便於排出體外，從而達到清潔、收斂腸道的作用，而且還可以有效保護腸黏膜和潰瘍面。還有就是茄子泥、馬鈴薯、山楂、番茄等食物含有大量的鞣酸，不僅可以止瀉，還能及時補充維生素B、維生素C。

患者如果嘔吐、腹瀉嚴重，失水過多，則必須及時補充水分和電解質。

患者在恢復期時，進食也是要注意的，要先稀後稠。食量應該逐漸增加，千萬不要立即食用油膩的食物，炒菜，堅硬難於消化的食物，尤其是不要吃一些粗米、玉米粉，纖維多的韭菜、芹菜等食物，要避免促使腸道蠕動加快，而不利於腸黏膜和潰瘍面的痊癒，從而影響腸道功能的恢復。

胃痛

大多數人多多少少都有過胃痛的經歷，這和平時的飲食習慣有密切關係，如果經常飲食不規律，或是吃零食不吃飯，就很容易引發胃痛。胃痛時身邊又沒有胃藥，應該怎麼辦呢？

1. 放鬆腹部

胃痛的時候，最好找一個可以平躺的地方，然後輕輕按摩腹部，就能保障胃氣的流通順暢，讓腹部舒服一點。

2. 吃點東西

胃痛經常可能是因為饑餓造成的，這個時候如果有軟質食物，可以適當吃一點，比如麵包、餅乾等都非常有用，但是記住千萬不要喝牛奶，也不要吃硬的東西。經常會胃痛的上班族，可以買一些蘇打餅乾放在家裡或辦公室，以備不時之需。

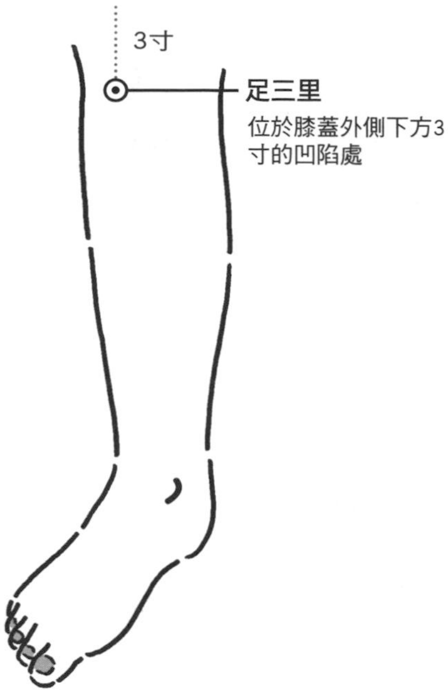

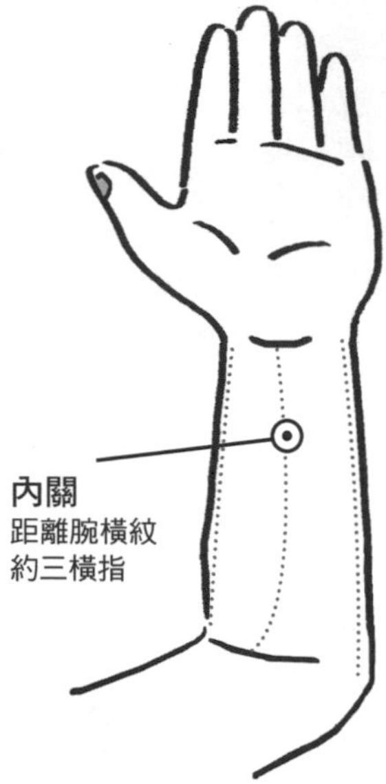

3. 溫暖胃部

胃寒的人是因為受到了生冷食物的刺激而發作，這個時候可以喝一些熱水，或是用熱水袋敷一會兒胃部，胃痛就會有所減輕。

4. 穴位療法

(1) 揉內關穴：內關穴位於手腕正中，距離腕橫紋約三橫指，也就是三個手指併攏的寬度的地方，在兩筋之間取穴。用拇指揉按，定位轉圈三十六次，兩手交替進行，疼痛發作時可增至兩百次。

(2) 點按足三里穴：足三里穴位於膝蓋邊際下三寸，相當於四個手指併攏的寬度，在脛骨和腓骨之間。以兩手拇指端部點按足三里穴，平時三十六次，疼痛的時候可以揉兩百次左右，力度可以稍微重一些。

(3) 揉按腹部：兩手交叉，男右手在上，左手在下；女則是左手在上，右手在下。以肚臍為中心揉按腹部畫太極圖，順時針三十六圈，逆時針三十六圈，這種方法可以有效止痛消脹，增進食欲。

5. 運動療法

(1)跪姿前傾：雙膝跪地，從膝蓋到腳趾都必須接觸到地面，上半身保持直立，雙手自然下垂。緩慢坐下，直到體重完全壓在腳踝上，雙手自然放在膝上，保持正常呼吸。保持這一姿勢大約三十秒，放鬆之後再將上半身向前傾。重複做三到五次。這一動作有助於消除脹氣、胃腸綜合症，比如胃腸痙攣、腹瀉等，還能夠強化大腿肌肉。

(2)伏地挺身：俯臥，也就是趴在床上或地板上，全身放鬆，前額觸碰地面，雙腿伸直，雙手彎曲與肩平放，手肘靠近身體，掌心向下。雙手支撐，抬起頭、胸部，雙腿仍然要接觸地面，直到感覺胸腹完全展開。保持這一姿勢大約十秒鐘。重複做三到五次。就能夠消除脹氣、解除便祕、鍛煉背肌，對於脊椎矯正也有一定的幫助。

(3)站立彎膝：雙腳分開與肩同寬站立，雙手輕放膝上，身體微向前彎。深吸一口氣，吐氣的時候緩慢收縮腹部肌肉，讓腹部肌肉呈凹陷狀，但是千萬不要勉強用力，以免感覺不舒服。保持這一姿勢五到二十秒，記住不要憋氣，之後順勢將肺部氣體排出，放鬆肌肉。重複四到七次。這一動作對於緩解消化不良和便祕有很大的幫助。

消化不良

功能性消化不良又稱為消化不良，是指具有上腹痛、上腹脹、早飽、噯氣、食欲不振、噁心、嘔吐等不適症狀，通過檢查，排除引起上述症狀的器質性疾病一組臨床綜合症。症狀可以持續或反復發作，病程通常是超過一個月或者是在過去的十二月中累計超過十二周。消化不良是臨床上最為常見的一種功能性胃腸病。那麼應該怎麼辨呢？

1. 用餐只吃八分飽

吃東西的時候不要吃得過飽，避免同一時間吃下太多食物，造成胃的負擔，因此用餐時候，建議最多只吃八分飽，這樣能夠幫助腸胃有效的消化、吸收，減少胃部不適。

2. 用餐時間要規律

用餐時間不固定或是吃宵夜，對於胃來說都是負擔，長期下來很有可能會造成胃部的疾病。因此，不要等到感覺餓了才吃飯，要養成定時定量吃飯的好習慣，這樣才可以讓身體和腸道調整到一個固定的節奏，避免胃部分泌過多胃酸而傷害身體。

3. 腹式呼吸法

腹式呼吸法可以讓大腦鎮靜，讓人感到放鬆，與此同時，副交感神經變強，自然會加速腸胃蠕動、促進消化。

4. 適當運動

適當的運動，比如健走，可以有效促進血液循環、促進胃酸分泌，加強輔助胃的消化功能。

另外，還可以多吃以下蔬果：

⑴蘋果：蘋果當中除了有豐富的維生素，其纖維素可以有效刺激腸蠕動，加速排便，因此又具有通便的作用，改善便祕的效果不錯。

⑵奇異果：奇異果能夠清除體內垃圾，含有較多膳食纖維和蛋白質分解酵素，可以快速清除體內堆積的有害代謝產物。

⑶番茄：番茄除了富含有機酸，比如蘋果酸、檸檬酸、蟻酸，還有番茄素，有助於消化、利尿，能夠協助胃液消化脂肪。

⑷山楂：山楂中富含山楂酸等多種有機酸，以及解脂酶，食用之後可以增強酶的作用，促進消化肉類，有助膽固醇轉化。

(5)檸檬：檸檬的維生素C含量很多，具有促進腸蠕動的功能。

(6)葡萄柚：葡萄柚中的酸性物質能夠刺激消化液分泌，促進消化功能，營養也更容易被吸收。

(7)杏仁：吃十粒去皮的杏仁，或者是在溫牛奶當中加一匙杏仁油飲用，都能夠緩解消化不良。杏仁當中還富含膳食纖維，可以有效防止便祕。

(8)大蒜：將幾個生蒜瓣搗碎，放入飯菜中食用。大蒜當中的大蒜素可以有效殺滅白色念珠菌，所以對於改善由白色念珠菌引起的消化不良效果非常好。

(9)胡蘿蔔汁：胡蘿蔔五百克洗淨搗碎，加入少許水煮十到十五分鐘，用紗布過濾，加水至一千毫升，再加三～五%的蔗糖煮沸之後倒入瓶中，煮五到十分鐘消毒後飲用即可。

(10)甘草蜂蜜水：取甘草十克，開水泡十分鐘後，待溫再加入五十克左右的棗花蜂蜜，攪勻之後於飯前一小時喝下，每日三次，連服二到四周。

蜂蜜當中含有乙醯膽鹼，作用於副交感神經，能夠促進腸胃蠕動。除此之外，蜂蜜當中還含有很多的低聚糖，能夠有效促進人體腸胃當中有益微生物的生長，這些有益微生物的代謝可以抑制有害微生物的生長，從而保持腸胃的微生態平衡。

而且現代醫學研究發現，甘草也具有一定抗潰瘍作用，能夠有效抑制胃液、胃酸的分泌，在胃內直接吸附胃酸而降低胃液酸度，保護胃黏膜，使之不受損害。因此，腸胃不消化、胃潰瘍和十二指腸潰瘍患者可以服用甘草蜂蜜水。

慢性胃炎

胃炎主要是因為飲食不節制，習慣性的饑一頓、飽一頓，或是經常食用生冷、刺激性食物，加上經常吸煙和酗酒，從而讓脾胃受到傷害，以至於胃失和降，氣機阻滯所致。

慢性胃炎在中醫學中屬於「胃痛」的範疇，主要是以上腹部近心窩處經常發生疼痛為主要症狀。原因有多方面，或因情志失調，肝失疏泄，橫逆犯胃；或是肝鬱化火，耗傷胃陰；或是病久氣滯血瘀，阻滯胃絡等引起。慢性胃炎在臨床上的辨證主要是脾胃虛寒型和肝氣犯胃型二種類型。

一、脾胃虛寒型慢性胃炎的調養

脾胃虛寒型到底是什麼情況呢？胃炎大多數是因為飲食失調、過食生冷、勞倦過度，或久病，或憂思傷脾等所導致。

我有一位親戚經常在外跑業務，每次忙碌的時候根本沒有時間吃飯，經常是饑一頓、飽一頓。到了後來，他開始感覺胃有一些隱隱作痛，胃難受的時候按著會感覺舒服一些，但一旦到了餓的時候疼痛就變得明顯，吃東西之後會有一些緩解，另外，平時食欲也不是特別好，有的時候還泛吐清水，渾身無力，四肢冰涼。

剛開始，他以為是消化不良，沒有在意。直到有一次，他痛得受不了，於是去醫院進行檢查，診斷結果是慢性胃炎。吃了幾次藥，症狀也沒有什麼明顯的好轉，於是，他找我來幫他調養。

我發現他的苔薄，脈細弱，屬於脾胃虛寒型的胃炎。我就用溫針，在針入皮下的毫針柄上，或針體部用艾絨燒熱，使熱通過針體傳入體內的足三里穴、內關穴來治療。這種方法具有溫陽散寒、補益脾胃、溫通經絡、活血化瘀的功效。在經過兩個療程之後，他的各項症狀都出現了明顯的好轉。此外，對於這一類型的胃炎，平時還可以通過按摩來調養。每天按摩足三里穴、內關穴、氣海穴、腎腧穴各三到五分鐘。還可以採用敷臍法來進行調養：取娑羅子、水菖蒲、乾薑、食鹽各適量搗爛，烤熱後敷於臍部，與此同時，開水沖服催吐。特別是對於脾胃虛弱、飲食積滯引起的胃痛有非常好的效果。

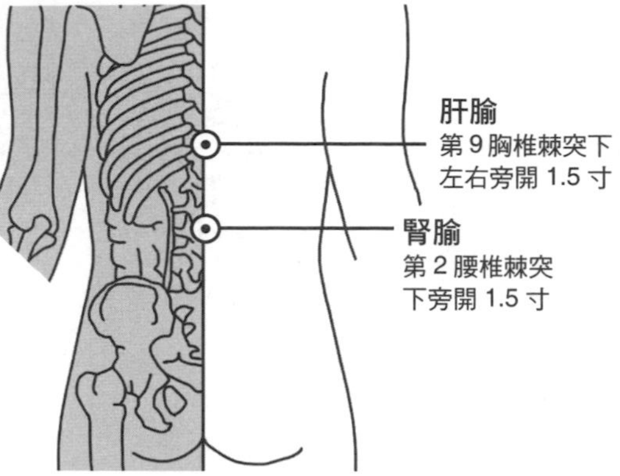

二、肝氣犯胃型慢性胃炎的調養

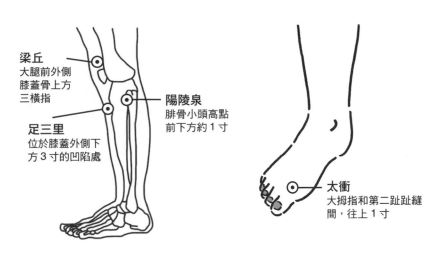

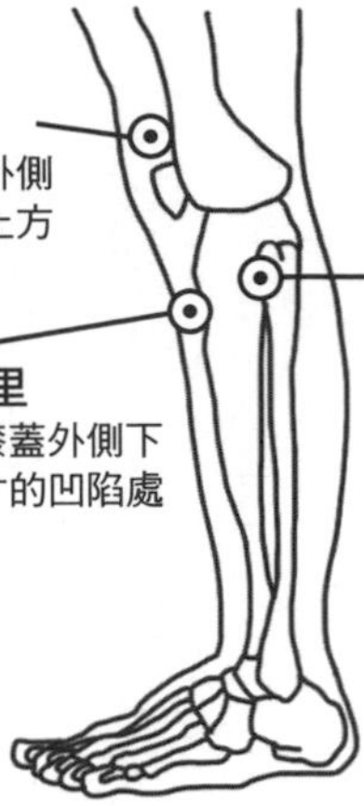

肝氣犯胃型慢性胃炎，主要是因為肝氣太過剋制脾土，從而導致胃脘部飽悶不適或脹滿疼痛，吃完東西之後病情會更加重，痛無定處，經常會伴有氣頻繁，每次都要放屁之後才感覺舒服。這個時候可以按摩肝腧穴、梁丘穴、陽陵泉穴、太衝穴。肝腧穴為肝的背腧穴，具有疏肝利膽、理氣止痛的功效。這個穴位於第九胸椎棘突下，旁開五公分處。取穴的時候人要俯臥，在第九胸椎棘突下，督脈旁開五公分處。陽陵泉穴是足少陽膽經的合穴，膽的下合穴。這個穴位在小腿外側，腓骨小頭前下方的凹陷處。取穴時，人要正坐，屈膝成九十度，在膝關節外下方、腓骨小頭前緣及下緣交叉處能看到一個凹陷，陽陵泉穴就在這裡。梁丘穴是胃經的郤穴，太衝穴是肝經的原穴。

以上幾個穴位可以搭配在一起使用，起到事半功倍的舒肝健脾功效。每天分別按摩這些穴位，時間三到五分鐘，以有酸脹感為宜。除此之外，敷臍法也可以緩解此類型胃炎引起的胃痛：取川楝子、元胡、香附各六克，沉香三克，共搗成末，再使用適量的薑汁調成糊狀，敷於臍部，外用紗布固定住，每天需要換藥一次。

由於飲食因素在慢性胃炎發病中占有非常重要的地位，因此，我們必須養成良好的飲食習慣，才是防治胃炎的關鍵。飲食上，應該以清淡為主，少食肥甘、厚膩和辛辣食物；宜細嚼慢嚥，切忌暴飲暴食及食無定時；注意飲食衛生；少飲烈酒及濃茶等，這樣才能遠離慢性胃炎。

便祕

便祕應該如何調理呢？治療便祕除了要採取一些醫療方法，也要注意營養的均衡。

下面推薦大家一些治療便祕的小偏方：

1. 生甘草

取生甘草兩克，用十五到二十毫升開水沖泡服用。每日一劑。這種方法專門治療嬰幼兒便祕，效果非常好，一般用藥七到十五天時就能夠有效防止復發。

2.**膨大海**

首先準備膨大海五枚，放在茶杯或碗中，用大約一五〇毫升的開水沖泡十五分鐘，等到其發大後，少量分次頻頻飲服，同時也要慢慢吃下漲大的膨大海，但膨大海的核仁千萬不要吃，一般飲服一天，排便就可以通暢。

3.**蒲公英**

取蒲公英乾品或者是鮮品六十到九十克，加水煎至一百到二百毫升，鮮品煮二十分鐘，乾品煮三十分鐘，每日一劑飲服，年齡比較小的兒童，或是服藥困難者可以分次服用，也可以加入適量白糖或蜂蜜調味服用。

4.**桑葚籽**

取桑葚籽五十克，加水五百毫升，煎煮成二五〇毫升，加適量冰糖，以上為一日量，每日服一次，五天為一個療程。

5.**決明子**

取決明子二十克，放置在茶杯內，用白開水沖浸，如泡茶般，二十分鐘之後，等水漸漸變成淡黃色，香味四溢，即可飲用，喝完藥液之後，再加一次開水泡飲。

6.白朮散

取生白朮適量，粉碎成極細末，每次服用白朮散十克，每天三次。這種方法對於虛性便祕療效很好，一般用藥三到五天，排便就可以恢復正常，排便正常之後就可停藥，以後每星期服藥二到三天，這樣就能夠長期保持排便正常。

7.芍甘湯加味

取生白芍三十克，生甘草二十克，枳實十五克，加水兩碗煎成大半碗，每天一劑，分兩次服用。這種方法對於治療各種原因導致的便祕都有不錯的療效。而且非常適用於老年、久病體弱的成人便祕患者，但是孕婦慎用。

8.連翹

取連翹十五到三十克，煎沸當茶飲，每日一劑。小兒可以加入白糖或冰糖服用，如果什麼都不加，效果最好。持續服用一到二周，就可以停服。這種方法特別適用於手術後便祕、婦女（妊期、經期、產後）便祕、外傷後（顱腦損傷、腰椎骨折、半身不遂）便祕、高血壓便祕、習慣性便祕、老年無力性便祕、腦血管病便祕及癌症便祕等。

9.車前子

每天取車前子三十克，加水煎煮成一五〇毫升，每日三次，飯前服，一周為一個療程。一般治療一到四個療程就可以痊癒。服藥期間一定要停止服用其他的藥物。這個方法不僅能夠治療便祕，還可以降血壓，特別適用高血壓兼便祕患者。除此之外，以車前子為主治療糖尿病便祕患者，也能夠收到比較明顯的療效。

當然，除了治療便祕，在日常生活中預防便祕也非常重要。

(1)**多吃高纖維飲食**：要多吃新鮮蔬菜，每天加食糠皮、麥麩等，這樣就可以增加飲食中的纖維攝取量，以擴充糞便體積，促進腸蠕動，減少便祕的發生。

(2)**大量飲水**：特別是在食用高纖維食品的時候，每日至少要喝八杯水。如果能夠每天早晨起床喝一杯淡鹽開水，將有助保持腸道清潔通暢、軟化糞便。

(3)**適量食用產氣蔬菜及有軟化作用的果膠食品**：適量食用產氣蔬菜，比如馬鈴薯、蘿蔔、洋蔥、黃豆、生黃瓜等，氣體在腸內鼓脹會增加腸蠕動，就能夠下氣利便。食用果膠含量比較多的食物，比如蘋果、香蕉、胡蘿蔔、甜菜、高麗菜、柑橘等，都可以軟化大便，減輕症狀。

(4)**常食用蜂蜜**、澱粉：經常食用蜂蜜和澱粉能夠減少便祕的發生。蜂蜜有潤滑腸道的作用，澱粉能夠吸收水分，軟化糞便。

(5)**增加B群維生素食品**：要儘量選用天然、未經加工的食物，比如粗糧、豆類、酵母等，以增強腸道的緊張力。

(6)**不宜選擇哪些食物**：要避免食用刺激黏液腺分泌的食物，比如乳製品、含脂肪高的食物，以及加有香料的食物等。

脾氣虛

我們總會聽到很多人會抱怨其他人如何懶，「能坐著絕不站著，能躺著絕不坐著」，這些人總是軟塌塌的，做任何事情都提不起興趣，可以說能少走一步就少走一步，能少動一下就少動一下。其實這些人並不是懶，而是因為犯了脾氣虛的問題。脾氣主升，就會給人一種奮發向上的力量。脾氣一旦虛弱，整個人就像是沒有了氣的氣球，癟了下去，因此有時候也說他們這些人「沒脾氣」，因為脾氣一虛，就算想做一些事情，都很難堅持下來，總是缺乏一股幹勁。

我們經常用「中氣十足」來形容一個人說話的聲音洪亮，這個「中氣」就包括了脾氣。脾胃在身體的中央，因此脾氣又稱中氣。中氣不足的人，說話總是低聲細語的，性格也比較內向。

其實身體有時候就像蒸汽機一樣，需要把水穀精微氣化上升，這樣才能運送到人體各部位。而這也就是脾臟的「升清」功能。脾氣不足，肌肉以及其他臟器就失去了支持，整個人稍微動一下就會氣短神疲。

脾氣虛的人往往是面色萎黃，沒有光澤，而且常拉肚子，容易感冒。有時候大家一起去吃飯，其他人沒事，但他卻會拉肚子；幾個人一起吹了風，其他人沒什麼事，他就感冒了。

脾氣虛是怎麼造成的呢？我們先從後天因素來說，主要是因為飲食不節和勞逸失度。氣是推動心血循環往復的原動力，一刻都不能夠停下來，可是過度勞累會造成氣的消耗超過人體的恢復能力，也就是古人說的「勞倦傷脾」。

既然勞累傷氣，那整天躺著，一動不動的行不行呢？這樣也不行。相信很多人都有這樣的體驗，躺久了，反而也會感覺渾身乏力。這主要是因為氣是運動的，一躺下，氣的運行速度就減慢了，脾胃的功能就會呆滯，肌肉就會萎縮，這也就是中醫所說的「久臥傷氣，久坐傷肉」。因此，要調理氣，必須要勞逸結合，張弛有度。

脾氣虛的人應該如何調理呢？

首先，最重要的是飲食有節，飯吃八分飽。《說文解字》徐注說：「脾主信藏志，信生於土。」「脾主信」就是說脾的功能是有節律的，到時間就應該吃飯，然後讓它去消化吸收，千萬不要不停地吃，總是讓脾工作，當然，也不能夠有一頓沒一頓的，這樣就是「失信」。

飯吃八分飽有兩個原因。第一個原因是要給肚子留一點空間，這樣才能夠讓它動起來。吃得太多，把胃堵住了，自然就不容易動。第二個原因是已經吃到一定量了，再多吃一口，並沒有好處。吃多了往往會導致脾胃承受過大，很容易傷害脾胃。

有時候早上多吃了，中午自然就不想吃飯。像這種情況，首先應該找到不想吃飯的原因，如果是脾胃出了問題，千萬不要多吃，因為多吃反而會加重病情。當碰到這種情況，可以捏脊和摩腹，並且多吃一些容易消化的食品。

「脾氣通於口，脾和則口能知五穀味。」脾的運化功能與食欲、口味等有著密切的關係，如果脾的運化功能不正常，口味自然會產生偏差。比如，脾虛不能健運則口淡無味，就會喜歡偏嗜辛辣或甜食等。

《黃帝內經》中說，老人「七十歲，脾氣虛」，意思是說老年人隨著年齡的增長，消化能力會逐漸自然減退。

對於脾氣虛的人，可以試試以下三個食療方。

第一個是**藥粥**。原料：黨參三克、山藥十二克、陳皮三克、生薏仁十克、白米五十克。做的時候，把除了陳皮之外的藥材和白米一起熬粥。陳皮最好是使用廣東新會縣出的新會皮，新會皮比較香。陳皮先要用水洗淨泡三十分鐘，然後剁得很碎。粥快熬好的時候，把陳皮帶水一起放入粥中，當然，還可以根據個人口味加入少量的鹽，稍微煮一下攪拌均勻，一道健脾益氣的藥粥就做成了。粥快熬好的時候，還可以根據個人喜好加入一些菜葉。

山藥健脾養胃，陳皮行氣，脾胃是升降樞紐，講究一個「動」字，因此需要加入一些動力藥，讓它動起來。脾氣虛的人往往容易夾濕，所以可以加入薏仁，有些人不喜歡薏仁的味道，則可以先使用薏仁煮汁，再用藥汁和其他材料一起熬粥。

脾氣虛的人還可以經常吃一些大棗。大棗的吃法是有講究的。比如，每天做飯、蒸饅頭、蒸菜的時候，可以把大棗放鍋裡一起蒸，蒸一次可能看不出變化，第二天做飯的時候，繼續放進去蒸，蒸兩、三次之後，大棗就熟透了。蒸熟的棗，糖的轉化非常充分，吃起來的味道也特別好。

還有一個**益脾餅**，可以給小孩當零食吃。用茯苓三十克、白朮十五克、乾薑二克、紅棗三十克、雞內金十克、炒山楂十克一起研磨為細粉，麵粉二五〇克，發酵之後放入藥粉和勻，再加入適量的菜油、食鹽烙成餅，八分熟的時候取出，切成棋子大的方塊，再放在鍋上慢慢烘乾即可。

益脾餅的功效是健脾益氣、開胃消食，可以說是脾胃同調的餅乾食品，非常適用於食欲不振、食後胃痛、慢性腹瀉、慢性腸胃病等患者。

還有一個方法是用**蓮子豬肚**，用豬肚一個，蓮子四十克，香油、食鹽、蔥、生薑、蒜適量，煮熟之後食用。蓮子豬肚功效是健脾益胃、補虛益氣，對於改善飯量偏小、身體消瘦、經常拉肚子等症狀，效果很好。當然，也可以用焦鍋巴三十克為細末，每日上午、下午各服兩克，同樣能夠起到消除食滯，開胃，增強食欲的功效。

脾陰虛

上一節講了脾氣虛，接下來說一說脾陰虛。

脾陰主要是指營養濡潤消化道的物質，以及各種消化液，比如胃液，胰液、腸液，及營血等。如一輛車的汽油、潤滑液、冷卻液等都屬於陰，如果陰液不足，同樣會有食欲不振、消化不良、倦怠乏力這些症狀，可能就是病機有異，其治有別。

陰虛的人，陰陽失衡，通常會表現為陰虛生熱的症狀，因此脾陰虛的人，由於濡潤的陰液不足，往往會出現燥乾、燥熱的現象，而且還會出現皮膚乾燥的情況。這類人往往臉色發黃，到了午後，兩頰又會泛紅。陰液的一個作用就是抑制人體的陽熱，讓身體不至過於亢盛。而脾胃陰虛的人，津液虧虛，在上部的表現是口乾舌燥，嘴唇經常乾裂，唾液分泌減少，消化能力減弱；在下部的表現主要就是大腸的腸道不夠滋潤，因此經常會便祕。

脾陰虛是如何造成的？

首先是因為飲食偏差。根據中醫長期臨證發現，大多數的脾陰虛患者都有**嗜食辛辣和飲酒**的歷史。辣椒辛烈，酒性屬火，特別是高濃度的白酒，很容易灼傷胃陰，從而影響到脾。

特別是最近這些年，由於飲食習慣的改變，盛行辛辣，一桌菜當中大多數調料都是辣椒或辣油，過食辣味會過度刺激、灼傷咽喉食道、胃、腸黏膜，而且化熱化燥，傷及這些部位的陰液。再加上現今非常盛行煎炸食品，也會傷津液，灼傷脾胃陰液，所以要避免吃得太油膩。

第二個主要原因就是**熬夜**。天地四時運行，萬物化生，都是有陰陽消長、動靜得宜的道理。根據大自然的規律，白天主陽、主動，萬物充滿勃勃生機，陽氣升騰向上；晚上主陰、主靜，萬物靜謐安詳，陰氣內沉向下。因此，日出而作，日落而息，人體的陰陽也與之相應。夜晚是陽入於陰的時候，也是身體得到修復的最好時段。但是，如今很多人都喜歡熬夜。熬夜不僅會讓陽氣得不到安養，還會讓陰液得不到滋生，從而造成脾胃陰虛。

以下介紹兩個食補方：

一個是**燕麥百合粥**，這個可以當早飯吃。用百合十五克，白米、燕麥各適量，煮粥即可。

另一個是**扁豆山藥粥**，用白扁豆十五克，白米、鮮山藥各三十克，百合十五克，白糖適量。先洗淨鮮山藥、百合，山藥去皮切片，備用。再煮白米、白扁豆至半熟。之後放入山藥片、百合煮粥，加糖。這款粥可以滋脾化陰，淡養脾氣，老弱皆宜，建議大家可以試一試。

如果脾陰虛表現以腸燥為主。尤其是老年便祕難解者，建議經常服用**四仁竹筍粥**。用松子仁十克，甜杏仁六克，核桃仁十二克，花生仁八克，新鮮竹筍十五克，白米一百克，以清水適量，將白米和其他材料分別放置在兩個容器中，浸泡兩小時左右。先以小火煮白米二十分鐘，再放入其他材料小火煮三十分鐘，至粥狀，就可以分兩次食用了。這款粥能夠開達肺氣、潤腸通便。如果可以與扁豆山藥粥交替服用，更具有異曲同工的妙處。

胃熱上火

胃熱，其實就是胃火。中醫分為熱鬱胃中、火邪上炎和火熱下迫等。大多數是由邪熱犯胃；或者是因為嗜酒、嗜食辛辣、過食膏粱厚味，助火生熱；或者是因為氣滯、血瘀、痰，濕、食積等鬱結化熱、化火等，這些都可能導致胃熱（胃火）；肝膽之火，橫逆犯胃，也可以引起胃熱（胃火）。

胃熱往往會出現口渴、口苦、口臭、口乾、口腔糜爛、牙齦腫痛、咽乾、小便短赤、大便秘結等症狀。

有很多的胃熱患者非常喜歡吃冷飲，很少吃熱的食物，這其實很不正確，因為冷飲往往會加重病情，只能夠暫時讓胃舒服。

還有一部分胃熱患者會感覺到胃脹、沒有食欲，另有一些胃熱患者則由於胃部過度活躍、蠕動加快，表現出胃口大開，不斷進食的情況。

以下介紹一些胃熱口臭的食療方：

(1)**金橘**：對改善口臭伴有的胸悶食滯非常有效，可以拿新鮮金橘五到六枚清洗乾淨嚼服。具有芳香通竅、順氣健脾的功效。

(2)**蜂蜜**：蜂蜜一匙，溫開水一小杯沖服，每天早上起床後空腹即飲。蜂蜜具有潤腸通腑、化消去腐的功效，對於便祕引起的口臭有很好的改善效果。

(3)**柚子**：可以有效幫助去除胃中惡氣，還可以解酒，消除喝酒之後口中的異味。具有消食健脾、芳香除臭的作用。

(4)**喝茶**：根據最新研究發現，茶可以有效清除黏附於口腔黏膜及牙齒縫隙間的有害細菌，而且還能夠刺激益生菌大量繁殖，調節口腔菌群平衡，從而消除口腔炎症，快速抑制口臭。

(5)香菇：菇類對於保護牙齒是非常有好處的。主要是因為香菇所含的香菇多醣體可以抑制口中的細菌製造牙菌斑。

如果出現了胃熱口臭情況，要注意以下問題：

(1)勤刷牙：預防口臭一定要特別注意口腔衛生，每天刷牙二到三次，如果可以，還要刷刷舌苔。除此之外還需要定期看牙醫，如果發現牙病，應該及時進行治療。

(2)吃小米：小米是健康的穀物食品，能夠有效減少口腔細菌的生長，如果加入西芹和茴香一起吃，可以獲得更好的防口臭效果。

(3)藥物和補劑：液態葉綠素、消化酶及抑酶膠囊等都具有清新口氣的作用。建議大家在進餐時可以服用消化酶，有助促進食物消化分解，防止產生難聞氣體。

(4)多喝除口臭的藥茶：日常生活中可以多喝一些清新的茶飲，有助減緩和治療口臭，很多天然的花草茶、薄荷茶等都是消除口臭不錯的天然茶飲。

(5)清淡飲食：如果發現自己出現了口臭，在飲食上最好清淡一些，避免生冷、刺激性、有臭味、不容易消化、油膩的食物。

(6)精神放鬆：心理壓力過大，經常精神緊張就會造成消化腺，特別是唾液腺分泌減少，很容易出現口乾，造成厭氧菌的大量生長，因而容易出現口臭。所以要學會自我減壓，放鬆精神。

(7)**睡前不進食**：晚飯吃得過飽，或者是晚餐時間距離睡眠時間很近，都會導致在入睡的時候，胃中還留有過多的食物，第二天就很容易出現口臭。

(8)**喝點果汁**：喝果汁有益減少消化系統毒素，有助緩解口臭。

(9)**避免吃糖和精製碳水化合物**：這類食物不僅會導致產生齲齒，還會讓胃腸道酵母及有害微生物大增，容易出現口臭。

脾暑濕

在酷暑時節，人體的分解代謝量開始增加，所以夏季飲食建議大家適當食用一些性質寒涼、解暑的食物，儘量避免辛溫燥熱的食物，與此同時，還要特別注意暑濕傷脾的問題。

一、暑濕易傷脾

脾臟喜燥惡濕，而悶熱潮濕的氣候最容易導致暑濕傷脾，造成食欲下降、攝入減少。再加上天氣炎熱，人們又比較喜歡食用冷飲，這樣就更容易導致外熱內寒，從而加重腸胃症狀。

另外，夏季本來就是腸炎的高發期，很容易發生腹瀉、嘔吐等症狀，若又多吃寒涼食品，稍微不注意就會招致脾胃失調，甚至發生虛寒症，尤其是老人、兒童、慢性病患者。除此之外，最好也不要在空腹時食用清熱食品，饑渴燥熱的時候也不應突然大量食用寒涼食物，建議少量慢用為宜。

清熱類食物的選擇，應該以清淡素食為主，減少葷腥厚味。因為在夏季，人體的消化吸收能力較弱，像是羊肉偏溫燥，千萬不要多食。鴨肉、豬瘦肉等不熱不燥，可以適當食用，用來補充蛋白質。

寒涼酸、苦味的食物通常都有清熱的作用，在夏季可以適當多吃一些的，比如苦夏必不可少的五瓜：黃瓜、苦瓜、冬瓜、絲瓜、西瓜，水果則有奇異果、枇杷、檸檬、烏梅等。

除了要選對食材，烹飪方法也要正確，儘量不要紅燒、煎炸、燒烤等，建議選用煮、拌等相對清淡的做法。在調料的選擇上也要注意儘量少用花椒、八角、辣椒、桂皮、乾薑、茴香等大熱調料。

二、暑濕傷脾很容易導致腹瀉

天氣炎熱，腸胃卻又喜歡趁熱「罷工」。所以，越來越多人每到夏季就感覺到腸胃不適、消化不良，甚至腸胃炎發作。

胃不僅是重要的「消化工廠」，還是人體抵抗病原微生物的天然「防線」。想要有效防止腸胃「中暑」，在平時就必須注意飲食，減少不良刺激。

夏天雖熱，但是陽氣在表，陰氣在裡，內臟其實是冷的，容易腹瀉，因此可以經常食用一些暖胃的薑。薑不僅能夠促進胃腸蠕動和消化液分泌，具有開胃健脾、祛風散寒的作用，還能夠有效防止因為過量飲用冷飲導致的脾胃虛寒、腹痛腹瀉等。同時，薑還能夠解毒，比如魚、蝦、禽肉中毒等，薑可以說是人體的「清道夫」，把人體內的汙穢掃除得乾乾淨淨。

早上吃薑，保健養生的效果最好。這主要是因為薑最擅宣發陽明經的陽氣。夏天早晨正好是氣血流注陽明胃經之時，此時吃薑，正好升發胃氣，促進消化。而且薑性辛溫，能夠有效加快血液流動，具有提神醒腦的作用。

泡薑、嫩薑炒肉都是非常適合暑天食用的菜餚。用生薑絲泡水喝，可以有效防止「空調病」。但是需要提醒大家注意的是，薑湯不可過淡或太濃，建議在薑湯中加入適量的紅糖。薑絲紅糖水具有活血化瘀、調經止痛等作用，對於痛經、怕冷的女性非常適用。另外也可以適當食用扁豆、薏仁、山藥、冬瓜這類化濕健脾的食物，以改善食欲。

胃寒脾虛

脾虛胃寒不是一種單一的疾病，而是因為飲食習慣不規律，比如飲食不節制、經常吃冷飲或是冰涼的食物引起的一種症狀。

脾虛胃寒是中醫的名詞，主要是指胃納不佳、不消化、脘腹脹悶、口淡不渴、面白少華、倦怠乏力、舌質淡、苔薄白、脈濡弱。脾虛胃寒症狀一般以脾陽虛為主，往往是因為飲食失調、過食生冷食物、勞累過度，或者是久病體虛、思慮過度傷脾等所致。

胃寒脾虛會因為天氣而改變，有的時候因為天氣變冷或者是遇到寒食的冷品胃脘部就會疼痛，疼痛的時候伴有寒涼感，遇到溫則痛減。胃痛隱隱，冷痛不適，喜溫喜按，空腹痛得更厲害，吃一點東西症狀會有所緩解，勞累、食冷或受涼後疼痛發作或加重，泛吐清水、納呆、神疲乏力、少氣懶言、手足不溫、大便溏薄、舌淡苔白、脈虛弱。女性還會表現白帶清稀而多、月經不調、腹冷腹痛等。

脾虛胃寒應該以食療調理為主，主要是要做到飲食規律，調養好身體和胃部，自然就可以調理好脾虛胃寒。

食物調理：脾胃虛寒的患者應該多吃一些溫胃散寒的食物，比如胡椒、大棗、黑豆、老薑、豬肚等。而且要飲食規律，定時定量，少吃刺激性食物。胃寒病人還可以多喝胡椒豬肚湯。早晚喝點薑糖水，也能夠助禦胃寒。另可服食胃用中藥蜜漿進行調理治療，效果也很明顯，食用之後就能感覺到胃部很快舒服了，而且安全無副作用，能夠有效治癒脾虛胃寒。

茶療調理：用鮮薑紅茶也可以調養脾虛胃寒，而且鮮薑紅茶不僅有治療胃寒的效果，還能改善患者體質。鮮薑紅茶主要由鮮薑、白糖，與紅茶一起沖飲，能夠治療受涼引起的寒症。鮮薑發暖，紅茶也是發暖之物，長期服用可以有效驅散體內寒氣，從而緩解胃寒症狀。除此之外，胡椒砸碎加入紅糖水沖服，也能有效治療胃寒，還有一定的療養溫胃作用。

四肢冰冷

我們經常可以看到這樣一句話「生命之火熊熊燃燒」，在人體中，確實有一把火在燃燒，這把火溫暖著我們的身體，讓我們的身體保持著一個適當的溫度。中醫稱之為「少火」「命門之火」。

在中醫學中，一般把這種生理之火稱之為「陽氣」，就好像是太陽的陽氣一樣，溫暖人體、維持體溫、促進臟腑機能活動的能量。而且這種陽氣因存在的部位不同而名稱各異，比如五臟的心陽、脾陽、肝陽、腎陽等。雖然肺中也存在陽氣，但是一般不說肺陽，而多以肺氣統稱。因此，所謂的心火、肝火、脾火大多數是指病理上的邪火。

由於每一個人的陽熱程度不一樣，體溫也稍有差別。比如小孩子的體溫就要比成年人高，成年人的體溫則要比老年人高，而男人的體溫則要比女人的高，這都是因為不同人體內「火力」不同的表現。

五臟當中的陽氣以脾陽與腎陽最為重要。通常情況下，脾陽不足會導致腎陽不足，腎陽不足又會影響到脾陽不足，最明顯的表現就是出現手足冰冷、身體怕冷怕風、倦怠乏力等。兩者在生理、病理過程中會相互影響。

人體的陽氣就好像是蒸汽機燃燒室中的火焰，如果溫度不足，蒸汽機的動力自然會不足。腎陽命火就好像是最開始點燃蒸汽機的那根火柴，脾陽則是後面讓蒸汽機持續運動的燃燒燃料產生的火焰。

中醫說脾主四肢，手足冰冷就是脾陽虛最為直接的體現。相對於軀體而言，四肢是人體之末，因此四肢又稱為四末。一旦身體的火力不夠，其煦暖作用就無法到達四肢，因此，脾陽虛最典型的症狀除了消化道症狀就是手腳發冷，嚴重的話則會造成脾腎兩虛。如果早期沒有得到很好的調理，就好像是蒸汽機漏氣，剛開始的時候是氣虛，如果長期漏氣，燃燒室的溫度就會慢慢下降。

脾陽虛經常伴有胃部發涼的症狀，肚子痛的時候，用手按揉幾下或者熱敷一下就會感覺症狀減輕了很多。有些人喜歡雙手捂著肚子站著，可能他們自己並沒有意識到這個動作，但這是身體自然而然形成的保護性姿勢。

夏天吃冷飲、吹空調是造成脾陽虛的罪魁禍首。夏天暑熱，渾身冒汗，直接往肚子裡倒一大杯冷飲或者啤酒，簡直是透心涼！

可是冷飲入胃，會直接傷害陽氣。這就好像是汽車的引擎過熱，可以通過外部降溫，但是千萬不能夠直接往汽缸裡倒冷水一樣。身體有各種自然調節體溫的方法，但是直接往肚子裡倒冷飲就相當於是直接澆滅陽火，是不可取的。冷飲進入肚子後，需要脾陽產生的熱量把它們加熱到一定的溫度才能夠吸收運化，如果脾陽熱量不足，這些水分就不能很好的代謝而變成痰濕，淤積在身體中。

病後體弱也是造成脾腎兩虛的原因之一。除此之外，還有因為長期服用苦寒藥物，比如黃連解毒丸等，也會損傷陽氣。如今，大家越來越關注濫用抗生素的問題，抗生素大多類似於中醫苦寒類藥品，吃下這些藥品時，會先對胃產生一定的損傷，與此同時，也會讓脾陽不足。

我曾經碰過一位病人，她的症狀特別典型。她一直都非常喜歡吃涼的，還喜歡待在冷氣房，結果大便總是不太好，經常便祕，總吃通便藥。通便藥裡面含有大劑量的大黃，屬於苦寒藥的一種。她首先出現了便溏、手足不溫，到後來則出現血壓低、不出汗，結果一檢查，得了尿滯留。我發現，她的膀胱能存六百毫升的尿，但是只能尿出來一九〇毫升。她到醫院就醫的時候，找到治療尿滯留最好的專家，醫生告訴她，只有兩個辦法：一個是插尿管，如果平時不願意插尿管，就等到病情加重的時候緊急插尿管；第二個方法就是服用排尿劑。她這個病在剛開始的時候，吃了太多的苦寒藥，導致損傷了脾腎的陽氣。

那麼脾陽虛的人應該如何調理呢？可以吃一些**理中丸**，其成分有人參、白朮、乾薑、甘草。專門治療腹冷、胃痛、下利、手腳發涼。脾腎陽虛的人還可以服用附子理中丸。

另一個方法是**艾灸**。艾葉性溫純陽，能振扶陽氣；氣味辛烈，能通行諸經，調理氣血，散寒溫胃。除此之外，艾絨還有一個特點，就是燃燒時候的火力溫和而且能夠直透皮膚，溫暖到肌肉的深處，如果用其他物品代替，反而會讓身體灼痛。因此，現在雖然有很多新的施灸材料，但還是推薦以艾草施灸。

若是一般人，建議大家還是使用艾條灸，一端點燃後保持一定的距離，熏灼所要灸的部位就可以。可能會有很多人有疑惑，這樣灸會燙傷麼？是否會留下疤痕？其實，完全不用擔心，灸的時候可以自己控制熱度和時間長短。還有一些人會問：「灸的時候，什麼樣的熱度比較合適？」對於這個問題，應該根據自己的身體情況，以舒適為宜。如果身體處在陽虛的病理狀態，多會感覺非常舒服，就

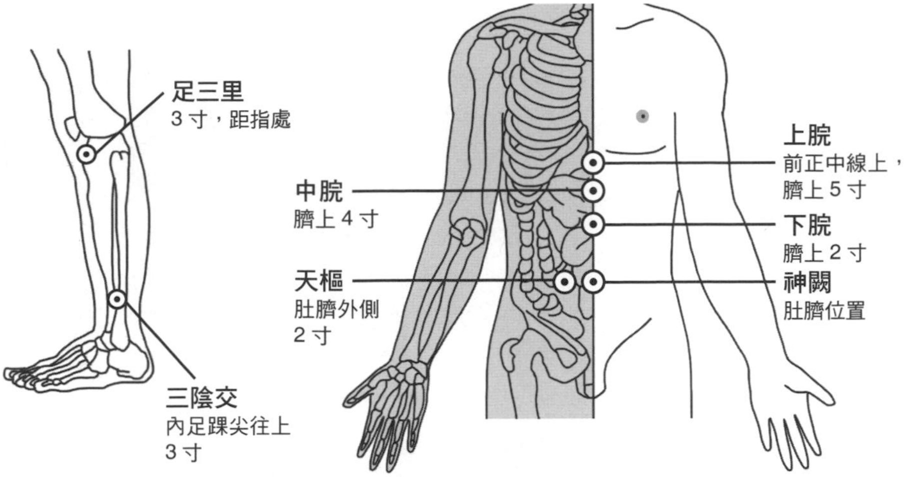

好像是寒冷的冬天烤火爐一樣。

出現脾陽虛的症狀時也可以艾灸上脘、中脘、下脘、神闕，這一任脈線，還有足陽明經的天樞、足三里、足太陰經的三陰交。取穴時，要注意肚子的中線，就是肚皮上顏色偏深的那條線。有很多人的中線其實是偏的，取穴的時候要以這條黑線為準。足三里和三陰交的取穴，要一條腿取一個穴位，比如，左腿取足三里，右腿就取三陰交。灸的時候，第一個穴位灸三分鐘，然後換下一個穴位，這樣循環著去做。一般灸三遍即可。受涼之後的拉肚子、腹冷、腹脹，只需要灸一下，就會感覺到身體舒服多了。除此之外，女性如果經常經期延後、肚子冷痛，則可以用熱水袋捂一捂來減輕症狀，當然也可以使用這個灸法。如果發現經血的顏色較深，經前期乳房脹痛，經期提前，那就不要使用這種灸法。

前面說的艾條是傳統的做法，煙味比較大。如果想要防止房間裡出現艾煙味道，可以用細一點的，但是艾灸的效果就會弱一點。還有一種無煙的艾條，不過效果還是傳統的那種艾條較好。

上述都是灸法調理脾陽虛，下面再介紹一個脾陽虛的食療方。

黃耆蒸雞：嫩母雞一隻，炙黃耆三十克，食鹽一點五克，紹興酒十五毫升，蔥、薑各十克，清湯五百毫升，胡椒粉兩克。

這個食療方的主要功效是益氣升陽，養血補虛。特別是對於脾虛食少、乏力、氣虛自汗、容易感冒、眩暈、麻木以及久瀉、脫肛、子宮下垂等症具有非常好的療效。初期服用者為避免上火，黃耆可以只加十克，吃了如果覺得舒服，後期可以慢慢增加。

中醫講「動則生陽」，也就是在運動肌肉時可以產生大量的熱量。因此脾陽虛的人，也需要適當地運動。運動量可以不用大，但是活動的時間可以稍微長一點。

手腳發涼適宜用溫補療法，補虛去寒就能夠增強機體的生命活力。但是並不是所有手腳冰涼的症狀都可以用溫熱法治療，如果平時容易緊張、急躁、血壓偏高、舌質偏紅的人，最好先諮詢一下醫生。

產後水腫

脾胃在身體中負責運化，脾胃虛弱會造成水濕運化不利，多餘的水分就會積聚在體內形成水腫。有很多媽媽在生完孩子之後會抱怨自己的身材沒有瘦反而變得腫脹，甚至有的媽媽的腳脹得像包子一樣。坐完月子後雖然腫脹消退了不少，但還會像之前一樣有一些輕度的浮腫，甚至有的時候用手指一按就會出現一個凹洞。還有一些產婦，不僅身上有水腫，還經常出現腰酸背痛、渾身無力、心慌氣短等情況，等去到醫院一檢查，卻又沒發現什麼毛病。這其實是女性產後一系列常見的問題，統稱為產後水腫。

通常情況下，產後水腫在坐完月子後都會不藥而癒，當然，也有一些個別產婦需要調養一段時間才能夠恢復。但是不管怎麼說，產後水腫都不是一件令人愉快的事情，所以應該想辦法儘早解決。

一般情況下，產後水腫多由於脾胃虛弱所引起。我曾經在醫院遇到一位女性，她三十多歲，剛生完孩子，整個人看上去「胖」了一圈，特別是大腿和腰部水腫得非常厲害，而且還手腳冰冷。這名女

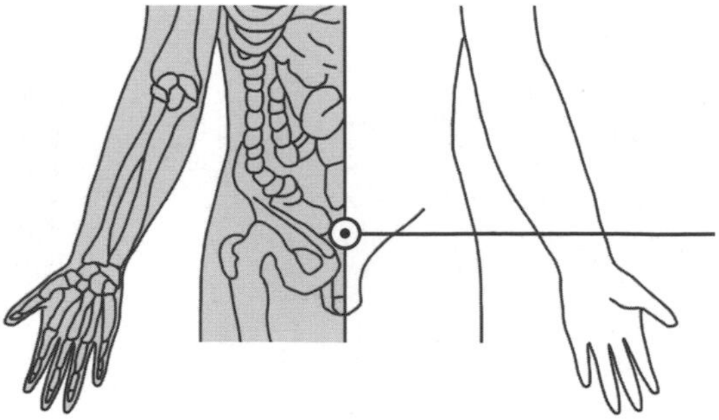

性平時不怎麼愛吃東西、大便溏稀、小便比較少，有的時候還會出現腹部脹痛、渾身無力，精神也不好，她的先生非常著急。我笑著對他說：「這些不是什麼大問題，不要過於著急。放寬心吧，兩、三周的時間就會好起來。」

我告訴他，像他太太這種情況是屬於典型脾胃虛弱型的產後水腫。我挑選了中極穴、關元穴、脾腧穴、腎腧穴，用艾條分別艾灸每一個穴位，以皮膚發紅為宜。每天一次或者是二天一次。

我還把具體的操作方法仔細教給了她的先生，讓他回家之後能夠為太太做艾灸，果然三周之後，他就打電話來表示感謝，說他太太水腫的情況已經明顯好轉了。

對於水腫的病人，平時還可以從飲食下手。比如紅豆、薏仁等，這些都是非常好的消腫食物。紅豆具有健脾止瀉、利水消腫的功效。用紅豆與老薑一起煮湯服食，對產後下肢水腫具有非常好的療效。

薏仁則具有健脾滲濕、除痹止瀉的功效，把薏仁和紅豆、老薑一同煮湯食用，也有非常好的利水滲濕、健脾消腫功效，是產婦去水腫非常好的食療。產婦平時在飲食上還需要注意保持清淡，可以適當地食用一些魚類，睡前最好少飲水，而且還要杜絕生冷食物，因為這些東西最容易傷害脾胃，所以必須遠離。做到以上這些，就能遠離產後水腫了。

妊娠嘔吐

女性在懷孕的時候，胎氣上逆，臟腑功能會出現失常，導致胃失和降，從而引起妊娠嘔吐。有一些懷孕的準媽媽在懷孕前三個月內，會出現非常明顯的妊娠嘔吐反應，比如食欲不振、噁心嘔吐、偏食挑食、身懶困倦、頭暈倦怠等。這些情況往往在三個月後就會自行消失。

妊娠嘔吐的症狀有輕有重，有一些孕婦的嘔吐症狀非常嚴重，幾乎是吃什麼吐什麼，甚至喝口水都會吐，特別嚴重的時候還會吐膽汁，身體日漸消瘦。還有的孕婦甚至聞到食物的氣味也會覺得噁心、嘔吐，沒有辦法正常進食。而且這種情況往往發生在早晨，所以也稱之為「晨吐」。

中醫認為，妊娠嘔吐主要因為沖氣上逆、胃失和降所致。胃居於中焦，是受納腐熟水穀的，其氣以降為順。外邪、飲食、情志等因素都會導致臟腑失和，從而影響胃的功能，使胃失和降，水穀逆氣上沖，引起嘔吐。妊娠嘔吐主要有脾胃虛弱和肝胃不和兩種不同類型，下面就分別介紹一下。

第一，脾胃虛弱型妊娠嘔吐的調養

有一位女性懷孕之後經常噁心嘔吐，到了最後實在沒有什麼可吐的了，就開始吐清水，更是受不了食物的氣味，口淡無味、精神疲倦，一天到晚想睡覺。我為她檢查之後發現其舌淡、苔白，脈緩滑無力。她的情況就屬於脾胃虛弱型的妊娠嘔吐。出現這種情況的主要原因可能是因為她先天就脾胃虛弱，懷孕以後沖脈氣盛，上逆犯胃，導致胃失和降；也有可能是脾虛運無力，導致痰飲留滯，隨沖氣上逆導致嘔吐。像她這種情況，治療時應以健脾和胃、降逆止嘔為主。後來，我又在其中脘穴、內關穴、足三里穴、公孫穴上進行了艾灸治療。經過了幾個療程，症狀明顯減輕了。

中醫認為，中脘穴、足三里穴分別為胃經募穴與合穴，灸之以和胃降逆；配沖脈交會穴公孫，不僅可以健脾和中，還能夠平降上逆之沖氣；內關穴具有和胃理氣、寬中止嘔的作用，可以說是治療嘔吐的重要穴位。平時也可以經常按摩這幾個穴位，每個穴位每次按摩三到五分鐘即可。

第二，肝胃不和型妊娠嘔吐的調養

女性在懷孕之後會以陰血養胎，這個時候就容易出現肝陰不足，肝氣有餘，夾沖氣上逆犯胃，從而導致噁心嘔吐。最為主要的表現是噁心、嘔吐酸水或苦水、胸滿脹痛、噯氣嘆息，有的時候還會出現頭痛、頭暈、莫名煩躁、口中乾渴、精神憂鬱。此時的治療或保養應該以平肝和胃、降逆止嘔為主。

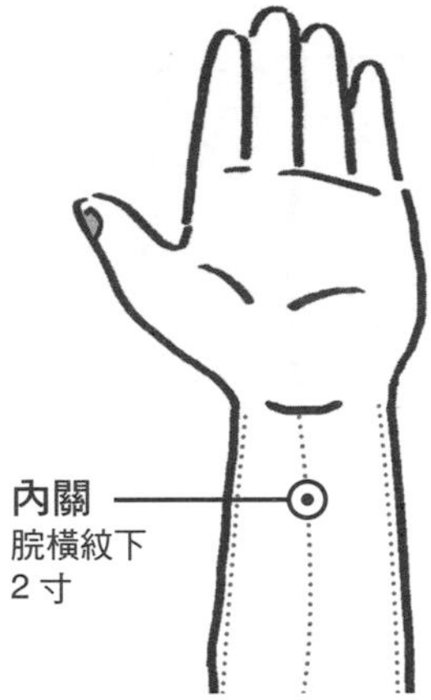

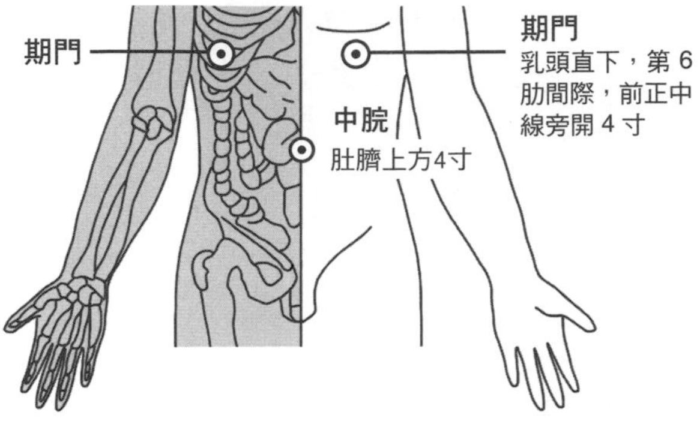

在調養上，可以按摩或艾灸中脘穴、內關穴、足三里穴、太衝穴。之所以配肝經原穴太衝，主要是因為它具有疏肝理氣降逆的功效。我們可以對以上幾個穴位每次每穴按摩三到五分鐘，或者是每次艾灸十到十五分鐘。

除了以上方法，還可以嘗試拔罐治療。主要穴位是取脾腧穴、肝腧穴、胃腧穴、內關穴；配穴，如果是脾胃虛弱型的，可以配足三里穴、中脘穴；如果是胃不和型的，可以配期門穴、太衝穴。

期門穴是肝經的募穴，位於胸部，順著乳頭直下，第六肋間隙，前正中線旁開十三公分處。拔罐之前，先對穴位局部進行消毒，用閃火法將適當大小的玻璃火罐拔於所選穴位上，留罐十到十五分鐘，視病情輕重選擇每天進行一次或者是隔天進行一次，十次為一療程。

胃腧穴位於背部，第十二胸椎棘突下，旁開一點五寸處。

除此之外，為了緩解妊娠噁心嘔吐的症狀，還可以從飲食上

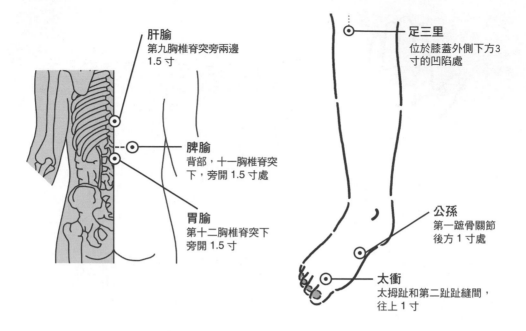

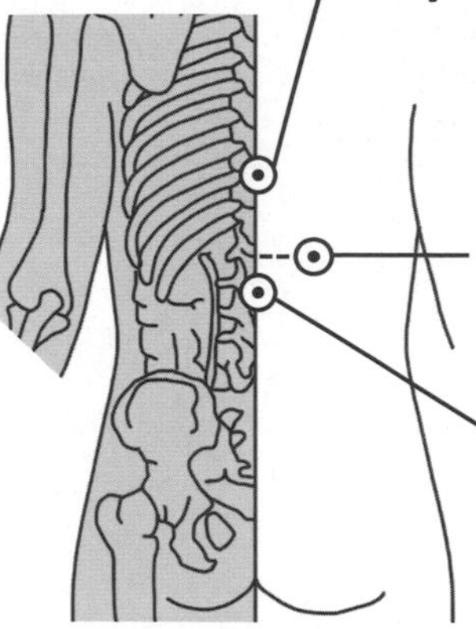

加以調節。這個時候的食物一定要清淡，不需要太過注重營養，更不要強迫自己吃太多東西，最好是按照自己的口味吃東西；食物可以吃稍微乾一些，千萬不要喝太多水，這樣才能夠有效抑制嘔吐。

第七章

脾胃最好的「補藥」
——多吃蔬菜水果

在日常飲食中學會保養脾胃

我們經常說「病從口入」，實際上，很多病確實是吃出來的，但就今天而言，「病從口入」的含義和過去已有很大的不同。之前說「病從口入」主要是因為人們的生活水準低，衛生條件差，吃的東西不乾淨，結果就導致了一系列的腸道感染性疾病，比如寄生蟲、消化系統疾病等。但是如今，隨著社會的進步、人們生活水準的提高和飲食結構的改變，導致疾病的罪魁禍首已經從過去的飲食「不潔」轉變成了飲食「不節」和吃得過於精細，長期高熱量攝入，大魚大肉等。因此，糖尿病、高脂血症以及心腦血管病的患者越來越多。特別是一些事業有成的人，正值盛年就出現了冠心病、中風等疾病，而有的人沒到五十歲，就已經做了好幾個支架，這些其實都和飲食有很大的關係。

關於「病從口入」，早在兩千多年前的《黃帝內經》中就說道，「膏粱之變，足生大疔」；「其人必數食甘美而多肥，肥者令人內熱，甘者令人中滿」。這裡的「大疔」指的就是化膿性皮膚感染，相當於糖尿病併發皮膚感染，「內熱、中滿」則相當於代謝綜合症的痰濕體質，這些都是現代文明病，是心腦血管病的發病基礎。那為什麼「數食甘美而多肥」會導致各類疾病呢？這就要從脾胃說起了。

脾胃接受水穀及水液，通過本身的運化，將精微物質輸送到全身，排出代謝產物，是食物、水液代謝的中轉站，這就好像是黃河、長江上的大壩水利樞紐，如果它的功能正常，就能夠合理運用水資源；如果它出現問題，水資源就會氾濫成災。人體當中的水濕積聚為痰，痰濕滯留體內就會形成高血脂、高尿酸、高血糖、肥胖，時間一長，會導致動脈硬化、高血壓、心腦血管等疾病。

瞭解了脾胃的「工作原理」，就不難理解「大部分病是吃出來」這句話的含義。那麼，在日常飲食過程中，應該如何調養脾胃呢？以下強調幾點：

首先要**減輕脾胃的負擔**，飲食千萬不要過飽。古語云「少食增壽」「若要安，自帶三分饑和寒」。唐代著名醫學家孫思邈活到一百多歲，他的長壽祕訣就是「腹中食少，心中事少」。

其次就是**飲食要有規律**，按時吃飯，不能饑飽無常，這也是保養脾胃的重要方面。

另外還必須**注意均衡飲食**，過去有句話叫「胃以喜為補」，就是喜歡吃什麼表明身體需要什麼，比如一段時間非常喜歡吃辣的，那麼可能就是身體機能的需求。不過，這句話只說對了一半，還要加上「即使想吃也要適可而止」。因為中醫認為，五臟各有所喜，五味分入五臟，某一種食物長期過量，自然會導致所入臟腑的功能損傷，從而導致疾病。

除此之外，還必須**注意清淡飲食**。通過調查發現，某些癌症的高發區與當地居民的水土和不良飲食習慣有一定的關係。肥胖的人往往都是飲食過盛、活動量小、油膩食物堆積造成的。飲食過鹹則是導致高血壓的重要原因。現在常見的代謝綜合症病人，大多數情況都是飲酒過量、營養過剩造成的，所以，飲食一定要有節制，喜歡吃的也不要多吃，更應該避免過多的「膏粱厚味」。

當然，調養脾胃靠節食遠遠不夠，尤其人到中年以後，脾胃的運化功能逐漸減弱，更應該注重調補脾胃。

⑴可以經常食用一些健脾祛濕的食品，比如薏仁、紅豆、山藥熬粥。

⑵經常喝茶，可以將荷葉、炒麥芽、山楂泡茶飲用。

⑶還可按摩一些健脾的穴位，比如每天晚上按摩足三里。按摩穴位一般以手指或指關節點壓、按揉，以有酸、麻、脹的感覺為度。每次三分鐘左右，每天上午九時為宜。也可以使用艾條，每天灸這個穴位，古人常言道：「若要身體安，三里常不乾」，說的就是長期艾灸足三里，能夠有效調理脾胃，保證身體健康。

蓮藕，消食止咳的養胃佳品

蓮藕含有豐富的營養成分，比如澱粉、蛋白質、碳水化合物、鞣質和多種維生素、礦物質，養陰潤燥，對人體有非常好的滋補作用，早在清朝時候就已經被定為御膳貢品。

蓮藕可生吃和熟吃，生藕和熟藕藥理價值不同。生藕性涼，能夠清熱涼血。蓮藕煮熟了之後，味甜具有養胃滋陰、健脾益氣的功效。

蓮藕中含有黏液蛋白和膳食纖維，這兩種物質可以有效幫助體內及時排除多餘脂肪。蓮藕還會散發出一種獨特的清香，含有鞣質，具有健脾止瀉、增進食欲、促進消化的功能，有助食欲不振者恢復健康。經常食用蓮藕還能夠補益氣血，增強人體免疫力。

就調養脾胃的功效而言，最好是將蓮藕煮熟之後再來食用。特別是冬天的時候，氣候比較乾燥，胃的抵抗力很差，把蓮藕煮湯食用非常養胃。患有胃病的人更需要多喝蓮藕湯來進行調理。尤其蓮藕燉到紅色的時候，健胃效果最佳。

還可以將蓮藕切成小丁，和馬鈴薯一起加入小米當中熬粥食用，早晚一碗就能夠起到增強胃動力、補益胃部的作用，而且對於預防感冒也有一定的作用。另外，在日常生活中，也可以適當喝一些藕粉，不僅能夠幫助消化，還能夠養胃滋陰、健脾益氣、養血。

下面推薦一款蓮藕排骨湯。

原料：豬脊骨一公斤，蓮藕一公斤，生薑一塊，八角二個，蔥二根。

做法：

⑴洗淨腔骨，放入冷水中焯出血沫。

⑵將腔骨趁熱放入燉鍋，倒入開水至鍋的八分滿，加入薑片、八角，蓋上鍋蓋，大火煮十五到二十分鐘。

⑶蓮藕去皮，切成大塊備用。

⑷看鍋中湯色變成乳白色，加入黃酒和蔥。

⑸蓋上蓋子，用小火燉一小時左右即可，臨出鍋的時候可以加入適量的鹽調味。

這款湯具有增進食欲、促進消化、開胃健中和補腎的功效。

香菇，促進消化，增進食欲

香菇是生活中常見的食材，有很好的保健與治療功效，經常食用，能健體益智。

香菇具有高蛋白、低脂肪、香菇多糖、多種胺基酸和多種維生素。香菇的功效有：第一，香菇能夠提高機體的免疫功能，這是因為香菇多糖可以有效提高腹腔巨噬細胞的吞噬功能，還能夠促進T淋巴細胞的產生，從而提高T淋巴細胞的殺傷活性；第二，延緩衰老，因為香菇的水提取物有清除過氧化氫的作用，對體內的過氧化氫有一定的消除作用；第三，防癌抗癌，因為香菇菌蓋部分含有雙鏈結構的核糖核酸，進入人體之後，會產生具有抗癌作用的干擾素；第四，降血壓、降血脂、降膽固醇，因為香菇當中含有嘌呤、膽鹼、酪氨酸、氧化酶以及某些核酸物質，具有降血壓、降膽固醇、降血脂的作用，而且還能夠有效預防動脈硬化、肝硬化等疾病；第五，香菇還對糖尿病、肺結核、傳染性肝炎、神經炎等疾病具有治療作用，又可以用於消化不良、便祕。

下面介紹一些香菇的常見做法。

1.香菇鑲豆腐

原料：豆腐三百克，乾香菇三個，榨菜、太白粉、醬油、白糖、香油皆適量。

做法：

⑴豆腐切成小塊，中間挖空；

⑵剁碎洗淨泡軟的香菇，剁碎榨菜，放入調味料及太白粉拌勻作為餡料；

⑶將餡料放入豆腐中心，入鍋蒸熟，淋上醬油、香油即可。

2.啤酒香菇雞翅

原料：雞翅中段八支，黃酒兩匙，老抽五匙，啤酒一瓶，乾香菇六到七個，老薑一小塊，蒜五到六瓣剁碎，兩棵蔥切碎，熟白芝麻一匙。

做法：

⑴洗淨雞翅中段，在雞翅上用刀尖多刺幾下，醃制的時候比較容易入味；

⑵加入三大匙老抽、兩匙黃酒醃製半個小時；

⑶鍋置火上放油燒至五分熱，倒入薑蒜末、蔥碎炒至金黃色；

⑷倒入雞翅翻炒半分鐘；

⑸加入啤酒，燒開之後放入洗淨泡軟的香菇和剩下的兩大匙老抽，蓋上鍋蓋，燒煮約十分鐘後將

雞翅翻面，再燒七到八分鐘至湯濃的時候起鍋裝盤，撒上熟的白芝麻即可。

3.香菇雞湯

原料：料酒一大匙，精鹽一小匙，味精零點五克，土雞腿三百克，乾香菇三十克，紅棗十克，生薑一小塊。

做法：

(1)土雞腿洗淨剁小塊，汆燙後撈出；香菇泡軟去蒂，紅棗泡軟，生薑洗淨切碎；

(2)所有材料放入砂鍋，倒入料酒，再加適量清水，燒開後用小火燉一個小時；

(3)最後放精鹽、味精調味，拌勻後即可。

三杯茶助你養好脾胃

蘇軾在《遊諸佛舍》中有兩句非常著名的詩句：「何須魏帝一丸藥，且盡盧仝七碗茶」。這兩句詩是說，如果想要身體健康，與其學習魏文帝那樣煉靈丹、吃妙藥，不如學習盧仝多喝幾碗茶。

喝茶其實是一種非常實用的養生法，但是如何正確喝茶則有著大學問。每一個人應該按照自己的體質、生活情況飲用不同品種的茶葉。我自己的喝茶方法就是每天必喝三杯，而且早中晚喝不同的茶，這其中自然是蘊含了調理脾胃的養生理念。

上午喝綠茶，益氣升陽，心神俱旺。

俗話說：「一日之計在於晨」，陽氣經過一個晚上的濡養，到了上午是重新煥發活力的時候，此時充實四肢百骸，讓身體和大腦開始為新一天學習和工作做好準備。

綠茶是一種未發酵茶，色潤香清，令人心曠神怡，屬於茶中之陽。綠茶的特性就是在最大程度上保留了鮮葉內的天然物質，維生素的損失也比較少，所以能幫助脾胃運化水穀精微輸布於周身，從而滋養主神明的心與元神之府的腦，進而從五臟的功能活動中體現出來，這樣上午才能夠保持精力旺盛。正如《素問》所說：「五味入口，藏於腸胃，味有所藏，以養五氣，氣和而生，津液相成，神乃自生」。說明飲食之物化生的氣血津液，是產生「神」的物質基礎，也就是人們經常說的「提神醒腦」作用。

下午喝烏龍茶，健脾消食，保持運化。

午後陽氣開始逐漸減弱，陰氣逐漸上升，脾胃功能也比上午減弱。中國的飲食文化是「早吃好，午吃飽，晚吃少」，所以中午的飲食中肯定會有比較多油膩的食物，非常容易滋膩礙胃，進而減弱脾胃功能。

飲茶去肥消滯的作用在古代就受到人們的推崇，古人認為，茶葉具有消解脂肪的作用，長期喝茶能夠讓人變瘦。

烏龍茶屬於半發酵茶，茶中主要成分是單寧酸，經證實，與脂肪的代謝有密切的關係，而且實驗結果也發現，烏龍茶可以有效刺激胰臟脂肪分解酵素的活性，減少吸收糖類和脂肪類食物，從而燃燒脂肪，降低血液中膽固醇含量，特別是能夠減少腹部脂肪的堆積。下午時喝一些烏龍茶，能夠幫助脾胃消化，保持腐熟和運化功能高效運轉。而脾胃健運正是防病治病、養生長壽的必要條件。

晚上喝普洱茶，護胃養胃，安定心神。

晚上陽氣收斂，入於陰中。在一天的勞動之後，人體的氣機下降，需要頤養脾胃，安養心神，以便為第二天的勞動養精蓄銳。

中醫認為「胃不和則臥不安」，脾胃調和，心神則安定。普洱茶（熟普）是經過人工速成發酵之後再加工而成，黏稠、甘滑、醇厚，進入腸胃之後，能在胃的表層形成一層保護膜，讓人可以安然入睡。除此之外，普洱茶還有補氣固精的作用，熱飲可以讓腸胃更加舒適，還能有效治療頻尿。

天有五行，人有五臟，茶也分五色。

瞭解了茶性，就可以根據天時、地域、體質來選擇適合自己的茶。比如脾陽虛的人著涼了，可以喝一些薑茶；女性脾氣比較急躁的，可以喝點玫瑰花茶或者佛手花茶；若是體熱，則可以喝點菊花茶。

調養脾胃「薑」做主

長者要保持身體健康的一個祕訣就在於善於調養脾胃，其中一個非常好的習慣就是——吃生薑，薑能夠保持脾胃功能正常，心臟也會直接受益。

生薑不僅是日常生活中的調味品，還有非常好的藥用價值。生薑味辛、性微溫，入脾、胃、肺經，具有發汗解表、溫中止嘔、溫肺止咳、解毒的功效。主治風寒感冒、胃寒胃痛、嘔吐腹瀉、風寒感冒咳嗽等病症。而且還有醒胃開脾、增進食欲的作用。

生薑當中含有辛辣和芳香的成分，其中的薑酮、薑辣素、澱粉和纖維，用於風寒感冒，可通過發汗，使寒邪從表而解。薑辣素對於口腔和胃黏膜有刺激作用，可以促進消化液分泌，增進食欲，增加腸張力、節律和蠕動。薑酮對呼吸和血管運動中樞有興奮作用，能促進血液循環。

自古以來就有生薑治百病的說法，孔子在《論語・鄉黨》中說「不撤薑食，不多食」，這句話的意思是說，孔子一年四季的飲食都離不開薑，在那個飽嘗戰禍，顛沛流離的時代，孔子最後居然活到了七十三歲的高齡，由此可見，這與孔子經常食用生薑有密切關係。

特別是天氣出現變化的時候，吃幾片生薑，能夠通陽禦寒、溫脾暖胃，激發脾胃的消化吸收功能，散發體表的寒氣，這樣就起到了預防感冒的作用。沒胃口或者是飯量減少的時候，吃上幾片薑或者在菜裡放上一點薑，能夠改善食欲，增加飯量。特別是胃潰瘍、虛寒性胃炎、腸炎的病人，經常吃一點薑，能夠有效改善噁心、嘔吐的症狀。到了夏天，天氣暑熱，生吃涼、冷食物較多，會形成體表陽氣盛，體內脾陽虛的狀況，此時多吃生薑，可以有效保護脾胃的功能。因此古人有「冬吃蘿蔔夏吃薑，不用醫生開藥方」的說法。

生薑還具有醒腦提神，促進血液循環，有防治動脈硬化、抗衰老的作用。自古更有「男子不可百日無薑」的說法，因為薑是助陽之品，具有加快人體新陳代謝、通經絡的作用，所以被用於男性保健，能夠起到助陽的作用，對腎虛陽痿也有一定的治療作用。生薑有這麼多的功效，那麼應該如何吃才好呢？

民間有「早吃三片薑，勝過人參湯」的說法，說明生薑應該在早晨吃比較好。一天之際在於晨，早晨人體的陽氣升發，需要提起精神面對一天的工作，因此早晨吃薑，對於補充陽氣、醒腦提神非常有好處。

生薑入脾胃經，具有開胃助消化的作用，不管是蒸魚做菜，還是調味作料，生薑絕對是桌上不可或缺的一味，其辛辣滋味可去魚腥、除羶味，菜湯加薑還可以祛寒和中，味道清香。

除此之外，生薑還有很多妙用。比如可以用熱薑水清洗牙結石或代茶飲用，每日一到二次，可治療牙周病；用生薑輕輕擦洗頭髮，然後再用熱薑水清洗頭髮，能夠有效防治頭皮屑；每天睡覺前用熱薑水清洗肛門周圍，能夠治療蟯蟲病；每天早、晚堅持用熱薑水漱口，並在每天臨睡前飲用熱薑水一杯，可以有效促進血液循環，防止動脈硬化；老年人飲用生薑蜂蜜水，可縮小或減少老年斑；女性產後坐月子時，以薑醋佐膳，有利體質復原及餵養嬰兒；產婦用薑片煲水洗頭洗澡，或洗臉洗手，可以防風濕和偏頭痛。薑雖好，但也要講究使用法，否則會適得其反。

馬鈴薯，健脾和胃

馬鈴薯是常見蔬菜中的一種，大多數人都很喜歡它的口感。如今，很多人為了減肥，也開始常吃馬鈴薯。

馬鈴薯澱粉含量比較多，確實容易給人飽腹感，可以減少食量而達到減輕體重的目的。除此之外，馬鈴薯更大的功效在於健脾和胃，而且還能夠防治一些腸胃疾病，比如便祕、十二指腸潰瘍等。

下面就介紹幾種馬鈴薯用法：

⑴沒有發芽的新鮮馬鈴薯，洗淨切碎之後，加開水搗爛，用紗布包裹絞汁，每天早晨空腹服下一、兩匙，可酌加蜂蜜，連續半月至二十天。服藥期間千萬不可食用刺激性食物，治胃及十二指腸潰瘍疼痛和習慣性便祕，疼痛治癒後還須繼續服用一個月。

⑵馬鈴薯洗淨，切碎搗爛，敷患處，用紗布包好，每天換藥四到六次，兩三天后便能治癒，可以有效治療皮膚濕疹。

⑶馬鈴薯蜜膏：新鮮馬鈴薯一公斤，洗淨切細後，加水搗爛，用潔淨紗布絞取液汁，再放鍋中小火煎熬，濃縮至黏稠的時候加入一倍量的蜂蜜，再煎至黏稠濃如蜜的時候停火待冷卻後裝瓶。每次服用一湯匙，每日兩次，空腹服下，能夠治療胃及十二指腸潰瘍、習慣性便祕。

⑷貧血所引起的頭暈目眩、四肢乏力、手足冰冷等症：以馬鈴薯一五〇克洗淨去皮，再加入櫻桃、蘋果各五十克共同打汁飲用，就能夠收到明顯的改善效果。

⑸胃痛、噁心反胃：以馬鈴薯一百克洗淨去皮、生薑八克洗淨、橘子肉十五克共榨汁去渣飲用，對於胃神經官能症之食欲不振、嘔吐反胃，治療效果良好。

⑹慢性長期性便祕：以新鮮馬鈴薯洗淨取約三百克打汁，在每天早晨或午飯前各服一二〇毫升，即可增強腸子的蠕動以治療便祕。

⑺胃潰瘍、十二指腸潰瘍：以新鮮馬鈴薯六百克洗淨去皮打汁去渣，將汁液以小火熬至黏稠的時候，加入一點二公斤蜂蜜，再煎熬至更黏稠後冷卻，以大口瓶裝放入冰箱儲存，早晚空腹各服一湯匙，有非常明顯的改善效果。

⑻濕疹：以馬鈴薯洗淨去皮，搗碎如泥敷於患處，每隔一小時換一次，約十次即可治癒。

需要注意的是，有一些人並不適宜吃馬鈴薯。馬鈴薯中含有一種叫生物鹼的有毒物質，人體攝入大量的生物鹼，會引起中毒、噁心、腹瀉等反應。孕婦若經常食用生物鹼含量較高的薯類，蓄積在體內可能導致胎兒畸形。當然，個體差異是非常大的，並不是每個人食用了馬鈴薯都會發生異常，但是孕婦還是以不吃或少吃馬鈴薯為好，特別是不吃長期儲存、發芽的馬鈴薯，這一點對處於妊娠早期的婦女來說更為重要。

魚肉，暖胃的小幫手

很多人喜歡吃豬肉、牛肉、羊肉等，這些肉類太膩又容易肥胖，不如嘗試吃一些魚類，魚肉比起豬牛羊肉味道更加鮮美，營養價值高，而且脂肪含量低。常吃三種魚，更有助於調理脾胃。

(1)**草魚**：溫中補虛之良品。

草魚是常見的魚類，雖然普通，但卻具有暖胃、平肝祛風的功效，是溫中補虛的養生食品。草魚與豆腐同食，具有補中調胃、利水消腫的功效。對心肌及兒童骨骼生長有特殊作用，可作為冠心病、血脂較高、小兒發育不良、水腫、肺結核、產後乳少等患者的食療菜餚。

草魚與油條、雞蛋、胡椒粉同蒸，能夠益眼明目，適合老年人溫補健身。但是需要特別注意，草魚的魚膽有毒，不能食用。

(2)**帶魚**：可輔助治療肝炎。

帶魚也有暖胃、補虛、澤膚、祛風、殺蟲、補五臟的功效。對於肝炎更有很好的輔助治療作用。

需要注意的是，帶魚本身腥氣較重，所以烹調的時候宜用紅燒、糖醋的方法。

帶魚有養肝、祛風、止血等功能，對治療出血、瘡、癰腫等病症有良效。帶魚鱗是製造解熱息痛片和抗腫瘤的藥物原料。鱗中含有多種不飽和脂肪酸，有顯著降低膽固醇的作用。適宜久病體虛、血虛頭暈、氣短乏力、營養不良者食用。中醫認為帶魚能和中開胃、暖胃補虛，還有潤澤肌膚、美容的功效，不過患有瘡、疥的人應少食為宜。

(3) **鰱魚**：溫中益氣養生食品。

鰱魚主要功能為溫中益氣、暖胃，適合腸胃不好的人。另外，鰱魚富含膠質蛋白，有助女性滋養肌膚。經常食用鰱魚，有助改善皮膚粗糙、脫屑、頭髮乾澀易脫落等問題，是女性美容的佳餚。

木瓜，促進消化

「木瓜燉雪蛤」「銀耳燉木瓜」等菜經常會出現在一些大飯店的菜單上。這樣的搭配看起來是非常有營養，可是實際上卻大為破壞了木瓜中的維生素、木瓜蛋白酶和齊墩果酸等最有價值的成分。

木瓜味道香甜，其中除了豐富的糖分，還含有維生素A、B群維生素、維生素C以及鐵、鈣、有機酸、纖維素等營養成分。其中，β胡蘿蔔素和維生素C的含量特別高，後者甚至是蘋果的二十倍，這些都是天然的抗氧化劑，能夠有效預防感冒，還能阻止致癌物質亞硝胺的合成。煮熟了的木瓜當中β胡蘿蔔素、B群維生素和維生素C幾乎全被破壞殆盡，根本起不到任何保健的作用。

經常食用木瓜可以幫助消化、清理腸胃，這主要是因為木瓜當中含有木瓜蛋白酶。這種蛋白酶在沒有成熟的青木瓜中含量最高，大約是成熟後紅木瓜的兩倍，它可以消滅人體內某些細菌和蛔蟲，但是最怕高溫加熱。所以，煮熟的木瓜也就失去了殺菌和殺蟲的效果。

除此之外，木瓜當中富含齊墩果酸，它具有護肝降酶、降血脂等功效，還能治療急性細菌性痢疾，對傷寒、痢疾桿菌和金色葡萄球菌、癌細胞有較強的抑制作用。鮮木瓜煮熟之後，這種成分的含量也就會大大降低了。

下面介紹幾款木瓜食譜：

1. 木瓜牛奶椰子汁

原料：木瓜半個，鮮奶二五〇毫升，蜂蜜一大匙，椰子汁五十毫升，碎冰塊半杯。

做法：木瓜去皮對剖、去籽、切塊，將所有材料放入果汁機攪拌大約三十秒，即可倒出飲用。

2.木瓜燉牛排

原料：木瓜一個，牛排兩百克，蒜末、辣椒少許，蠔油、高湯、米酒適量。

做法：

(1)用鹽、玉米粉和雞蛋，將牛排先醃製四小時，再將牛排切成條狀；

(2)將木瓜切成條狀，先用小火過油；

(3)用蒜末、辣椒將油鍋爆香之後，把牛排下鍋，再加入蠔油、高湯和少許米酒；

(4)用太白粉勾芡，再加入木瓜拌炒一下即可。

3.木瓜橘子汁

原料：木瓜一個，橘子一三〇克，檸檬五十克。

做法：

(1)將木瓜削皮去籽之後切碎，搗爛取汁備用；

(2)切開橘子和檸檬，擠出汁液與木瓜汁混合，攪勻即可。

橘子，開胃又理氣

每當冬季到來，應該多吃一些溫性補腎的水果，常見的黃澄澄橘子就非常適合。俗話說「橘子黃，醫者藏」。很多人並不知道，其實橘子全身都是寶。

1. 橘肉

具有開胃理氣、止咳潤肺、解酒醒神的功效，能夠治療嘔逆食少、口乾舌燥、肺熱咳嗽、飲酒過度等症。可以用一個橘子、一根香蕉，配上一片檸檬和一湯匙蜂蜜，攪拌混勻食用，這種吃法還有減肥的功效。

2. 陳皮

成熟的柑橘皮放置變乾之後就成了陳皮。具有理氣健脾、燥濕化痰、止咳降逆等功效。咳嗽痰多的人，可以把陳皮、生薑、紫蘇葉各六克，水煎之後再加入適量的紅糖飲服，每天兩次。聲音嘶啞的人還可以將橘皮二十克用水煎湯，兩個梨洗淨後榨汁，混合後同飲。便祕的人也可以把鮮橘皮洗淨、曬乾，文火炒一下，研成細末，每次服一克，一天三次。

3. 青皮

橘子未成熟的外皮或者是幼果叫青皮，具疏肝破氣、散結消痰的功效，行氣力量非常強，經常被用於肝鬱氣滯所致的胸脅脹滿、胃脘脹悶、食積、乳房脹或結塊等症。

4. 橘絡

橘皮內層的網狀筋絡有行氣通絡、化痰止咳的功效，非常適合久咳胸痛、痰中帶血等症。橘絡當中含有蘆丁，可以保護血管。對於受寒引起的胃痛，可以用橘絡三克、生薑六克，水煎之後加入適量紅糖服用。

5. 橘核

橘子的果核性微溫、味苦平，善於理氣散結止痛，對於睾丸脹痛、乳房結塊脹痛、腰痛等症非常有效。經常腰疼的人還可以將等量的橘核、杜仲炒後研末，每次六克，鹽酒送服，每天服兩次。

需要特別注意的是，橘子性溫，多吃很容易上火，胃寒、冬天怕冷、貧血、月經量多的人比較適合；但是陰虛陽盛體質，或者是身體內有熱、發燒、感染性疾病患者以及更年期女性要儘量少吃。一般來說，每天吃橘子最好不超過三個，不要在飯前或空腹吃，更不要與蘿蔔、牛奶同食。

櫻桃，調胃健脾、補氣養虛

櫻桃性溫，味甘，不僅能夠補氣補血，還能夠補益臟腑。《滇南本草》中記載：「櫻桃治一切虛症，能大補元氣，滋潤皮膚。」而且中醫認為紅色入心，所以體虛氣弱、心悸氣短的氣虛體質者應該經常吃一些櫻桃。櫻桃不僅可以補虛養心，富含的各種營養素還能夠補血養血。

現代醫學研究發現，櫻桃的色素能夠大大降低血液中膽固醇和甘油三酯的含量，從而減少罹患心臟病的危險。

消化不良、心氣血虛、面色無華的氣虛體質者可以直接食用櫻桃，當然也可以製作成櫻桃汁飲用。除此之外，櫻桃當中的鐵含量居各種水果之首，將櫻桃加白糖燉煮後食用，就具有促進血液再生的功效。特別是缺少鐵元素引起缺血的氣虛體質者可以每天服用三十到四十克櫻桃。

蘇軾在詩《櫻桃》中寫道：「獨繞櫻桃樹，酒醒喉肺乾。莫除枝上露，從向口中傳。」也就是說，櫻桃具有潤肺養心、消渴潤燥的效果。櫻桃與銀耳同食，能夠滋陰補肺、潤燥化痰。櫻桃與蜂蜜同食不僅能夠潤肺補腎、補氣血、增氣力，對於氣虛的人來說還能夠潤澤肌膚、改善膚色，具有非常好的美容養顏效果。具體製作方法是：取櫻桃、核桃仁、山藥粉、蜂蜜各五百克。先將櫻桃切成碎粒，核桃仁壓成碎末。鍋裡放入清水，倒入蜂蜜用中小火化開之後，再加入山藥粉、核桃碎末，炒乾水分。之後加入櫻桃碎粒炒勻，裝入瓶中蓋緊。每天早上取五十克用沸水煮開，空腹食用即可。

中醫認為：「久視傷肝，久坐傷骨。」氣虛體質者如果長久對著電腦工作，非常容易損傷身體。櫻桃中富含維生素A，可以有效防止眼乾、眼脹痛、視力下降等狀況。除此之外，長時間操作電腦很容易導致手指關節、手腕、手臂、肩、頸、背部等肌肉酸脹疼痛，而櫻桃富含花青素、花色素及維生素E等，可以有效消除肌肉酸痛。氣虛者還可以把櫻桃與米醋一起浸泡一周，製成櫻桃醋，每日早晚飲用二十毫升即可。

中醫認為，肝主筋。《黃帝內經・素問・六節臟象論》中記載：「肝者……其充在筋。」就是說筋的營養來源於肝。筋只有正常地弛張收縮，全身的肌肉關節才能夠運動自如。肝氣血虛，則關節屈伸不利，人的動作也就會變得特別遲緩。腎主骨，《黃帝內經・素問・六節臟象論》中記載：「腎者……其充在骨。」骨骼主要的作用是支撐人體，其發揮作用則是仰賴於骨髓的營養。骨髓充實、強壯，運動就敏捷。腎氣血虛衰，則容易出現腰膝酸軟、無力，不耐久行久立，易骨折的現象。

氣虛體質者肝腎氣血虛，因此經常會感覺到困倦疲乏，而且無精打采、容易累。長期耗散，容易引發關節炎、風濕腰腿痛、痛風等病症。每天吃二十個櫻桃，就能夠很好的補肝腎、強筋骨，並有效預防這些疾病的發生。有關節炎或痛風的人食用櫻桃還能夠減輕疼痛、消腫。

由於櫻桃是季節性水果，以下告訴大家製作櫻桃酒的方法。櫻桃酒具有補氣行血，暢通經絡、強筋補骨、補益臟腑、消除疲勞、改善睡眠的功效。氣虛體質者每天飲用十到二十毫升即可。具體做法是：取櫻桃五百克，白酒一公升。將新鮮櫻桃洗淨之後瀝乾水分，放入酒中，密封一個月之後打開即可飲用。

曾經有一位女性朋友，長期被痛經困擾，也去過很多醫院檢查，結果除了痛經，再也查不出其他病症。她來到我這裡，我為她號脈之後，才瞭解到她的痛經不是疾病引起，而是因為全身正氣不足、血行無力，導致血瘀痛經。

於是我讓她每天服用櫻桃玫瑰粥，持續了半年左右，她的痛經現象不僅根除了，而且面色紅潤。如今用她自己的話說就是「體質強，身體自然好」。

櫻桃玫瑰花粥具有補氣行血、散瘀止痛、滋養臟腑、美容養顏的功效，而且製作方法也非常簡單。將白米煮沸之後放入櫻桃、玫瑰花瓣、冰糖再煮十分鐘即可。每天食用一次。

少食、消化不良、腹脹、脾胃虛弱的氣虛體質者也可以經常食用櫻桃。《名醫別錄》中記載：「櫻桃主調中，益脾氣。」就是說，多食櫻桃可以調胃健脾、補氣養虛。

新鮮櫻桃在市場上的存在時間總是很短，而且不容易長時間保存，所以不妨將櫻桃製成酒、醋來食用。除此之外，煲湯、做菜的時候也可以添加一些櫻桃，不僅味道可口，還能調理脾胃。

荔枝，溫中祛寒氣、補虛養脾肝

一提到荔枝，大多數人都會想到唐代的名詩：「一騎紅塵妃子笑，無人知是荔枝來。」楊玉環是非常喜歡吃鮮荔枝的，唐明皇為此不惜動用戰爭時候才能夠啟用的驛道，以快馬傳遞。自此以後，荔枝就有了「妃子笑」的名稱。

後人都說楊玉環是「膚如凝脂」，這雖不能說全有賴於荔枝的補養，但可以肯定的是，確實與楊玉環經常食用荔枝大有關係。

其實，荔枝不僅具有美容駐顏的功效，而且還有很大的藥用價值，適合陽虛體質者食用。荔枝味甘、酸，性溫，入心、脾、肝經，果肉具有溫中止痛、補血理氣、健脾補肝、補心安神的功效；核具有溫補氣血、暖脾胃、止痛消腫、止腹瀉的功效。因此荔枝非常適合脾胃虛寒、體質虛弱及年齡較大的陽虛體質者食用。

每年到了五月中旬，荔枝開始熟透，七、八月份是荔枝盛產時節，因此陽虛體質者應該趁此機會多食用鮮嫩的荔枝來補陽氣、溫臟腑。荔枝除了可直接食用，還可以製成冰糖荔枝。具體製作方法是：取荔枝、鳳梨各三五〇克，豌豆、櫻桃各五十克，冰糖一五〇克。先將荔枝去殼、去核，把鳳梨切成塊狀，鑲入荔枝當中。然後把鳳梨、荔枝、豌豆、櫻桃、冰糖放入碗中，隔水蒸二十分鐘即可。冰糖荔枝具有健脾開胃、養心寧神、補中益氣、清潔大腸、消腫祛濕、促進微細血管血液循環，以提高人體抗病和康復能力的作用，非常適合體內寒涼、氣血虛弱、心肺功能低下、手足無力的陽虛體質者食用。

《玉楸藥解》中記載荔枝：「甘溫滋潤，最益脾肝精血，陽敗血寒，最宜此味。」有一些陽虛體質者脾胃冷寒、肝陽虧虛，建議飲用荔枝酒。荔枝酒能夠溫陽滋陰、明目補血、補肝止痛、溫養脾胃。具體做法是：取荔枝六百克，冰糖一五〇克，甜酒六百毫升。先將荔枝洗乾淨之後完全晾乾，然後去殼、去核。再以一層荔枝肉、一層冰糖的方式放入玻璃瓶當中，倒入甜酒後密封瓶口。置於陰涼處浸泡三個月，即可開封濾渣飲用。每天飲用十五毫升。

消化不良有積滯，陽氣虛衰以致無力推動血液正常循環而引起血瘀的陽虛體質者則可以食用山楂荔枝湯。山楂荔枝湯具有健脾開胃、散結化瘀、消腫解毒、補陽氣活血的功效。取山楂、荔枝各五十克，將荔枝去皮，與山楂同煮即可。陽虛體質者如果能經常食用山楂荔枝湯，還能讓肌膚變得紅潤、細嫩。

魷魚雖然是寒性食物，但是和荔枝搭配食用能補肝養心、溫身滋陰、補虛潤膚，陽虛體質者可以放心食用這道荔枝魷魚卷。具體做法是：取魷魚一百克，荔枝一百克，蔥白、泡椒各三十克，豬油、香油各二十克，鹽、味精適量。先將荔枝榨汁備用，之後炒鍋熱後下豬油，燒至七分熱時下魷魚片，待魷魚捲縮的時候，放入蔥白、泡椒炒勻。之後再放入荔枝汁，翻炒五分鐘。最後加入香油、鹽、味精炒勻起鍋即可。

陽虛體質者還可以將荔枝製作成荔枝乾。荔枝乾能夠有效治療脾胃虛弱、冷寒、脾虛泄瀉、貧血、呃逆等症。貧血的陽虛體質者還可以取十克乾荔枝，十枚大棗，用水煎煮半小時，每日早晚服用。脾虛腹瀉的陽虛體質者可以取乾荔枝肉、蓮子、芡實、山藥各十克與五十克白米煮粥食用，每天一次。

陽虛體質者肺陽虛，引起乾咳、出汗、精神不振、面色蒼白等症的時候，可以把乾荔枝和紅茶一起用開水浸泡，當茶飲用。荔枝乾的製作方法非常簡單，首先挑選果形圓整、肉厚核小、七八成熟的荔枝，放在太陽下晾曬，每隔四、五天翻一次面。大約二十天的時候堆放在竹匾之類的容器裡，用一層布（不能用保鮮膜或塑膠製品）覆蓋兩、三天即可。荔枝乾製成之後要進行密封保存，最好能夠在三到六個月內吃完。

《本草綱目》中說：荔枝有「補脾益肝、生津止呃、消腫止痛、鎮咳養心」的作用。李時珍認為：「荔枝氣味純陽，其性畏熱。鮮者食多，即齦腫口痛。」所以，陽虛體質者也不能過多食用荔枝的，每日進食量一般不宜超過三百克。另外，也不要空腹食用荔枝，最好是在飯後過半小時食用。

豆類，補益脾胃的大咖

夏天的天氣往往比較潮濕，容易誘發脾胃病，這個時候可以多吃一些豆類食物，因為豆類具有健脾利濕的功效。這些豆類食物包括黃豆、綠豆、白扁豆、四季豆、紅豆、蠶豆、荷蘭豆、豌豆、綠豆、黑豆等，這些豆與白米一起熬粥有非常好的健脾作用。

從中醫角度來看，豆類食物具有化濕補脾的共性，非常適合脾胃虛弱的人食用。但是，根據不同種類，食療作用也有一定的差異。

1.黃豆

豆類食物中，黃豆可以說是一個主角。中醫認為，黃豆性味甘平，歸脾經和胃經，具有清熱利尿和解毒的功效，對於胃中積熱、厭惡油膩都有非常好的療效。與此同時，黃豆是素食主義者的蛋白質主要來源。平時可以多喝一些豆漿、吃點豆類食物，這樣不僅可以滋養脾胃，對女性朋友尤其具有美容養顏的作用。黃豆製成豆漿之後更有利於脾胃的消化和運輸，能夠有效排解脾胃當中的脹氣、解熱潤肺。

除此之外，用適量的黃豆與牛肉一起燉煮至熟爛後食用，能夠補脾壯骨，是兒童「轉骨」的好食物，更是全家日常保健的優質菜肴。

2.扁豆

扁豆性味甘平，歸脾經和胃經，具有健脾、和中、益氣、化濕、消暑的功效。對於因為脾胃虛弱而導致的食欲不振、腹瀉、嘔吐、女性白帶多等症狀有一定的輔助治療作用。

糖尿病患者由於脾胃虛弱，經常會感覺到口乾舌燥，平時最好多吃一些扁豆。可以將白扁豆十五克，白米三十克，山藥三十克一起煮粥，等粥快熟的時候加入適量的紅糖攪勻即可食用。具有補益脾胃、調中固腸的功效，非常適用於脾胃氣虛引起的便溏，以及消瘦的人食用。

女性朋友可以將扁豆炒熟研成末，每次六到十二克，用糯米酒或溫水送服，能夠緩解白帶多的症狀。但是需要特別注意的是，扁豆一定要燒熟煮透，否則會食物中毒，在日常生活中最好經常吃燜、燉扁豆。

3. 豇豆

豇豆，其實也就是我們常說的長豆角。中醫認為，豇豆性平，味甘、鹹，歸脾經和胃經，具有理中益氣、補腎健胃、養顏調身的功效，能夠治嘔吐、痢疾、尿頻等症。《滇南本草》中記載：豇豆「治脾土虛弱，開胃健脾」。李時珍也曾稱讚它有「理中益氣，補腎健胃，和五臟，調營衛，生精髓」的功效。需要特別提醒的是，大便乾結的人最好慎食豇豆。

4. 綠豆

綠豆性味甘寒，歸心經和胃經，具有清熱解毒、消暑利尿、止渴解煩、明目降壓、利咽潤膚、消脂保肝的功效，能夠用於防治暑熱煩渴、瘡瘍腫毒、腸胃炎、咽喉炎、腎炎水腫等病。

當然，不是什麼體質的人都可以吃綠豆，綠豆吃多了，有的時候反而會造成脾胃損傷，因此要適可而止。

每當天氣太熱，很多人可能會覺得沒胃口、噁心欲嘔，這個時候喝一些綠豆湯會有所改善。但是需要注意，綠豆湯不宜喝太涼的，因為綠豆本身性寒涼，若再飲冰的綠豆湯，會更加影響脾胃功能，容易造成脾胃失衡、腹瀉。所以脾胃虛寒者千萬不宜多吃。

5. 豌豆

豌豆性味甘平，歸脾胃二經，經常食用能夠補中益氣、健脾和胃、利小便，非常適用於氣滞、打嗝、胸悶不適、腰痛等症狀。用豌豆熬成粥，適於脾胃虛弱所導致的食少、腹脹等症狀。

薏仁，利濕健脾

薏仁又名薏苡仁、薏米，是藥食兩用的常見藥材之一。薏仁藥用最早記載在《神農本草經》中，認為薏仁擅長治療風濕痹痛，具有下氣除濕的功效，長期服用還能夠輕身益氣。

中醫認為，薏仁味甘、淡，性涼，歸脾胃肺經，具有利水滲濕、健脾除痹、清熱排膿的功效。因此，現在越來越多人開始用薏仁來煮粥、煲湯。

中醫認為，薏仁淡滲甘補，不僅能夠利水消腫，還能夠健脾補中，非常適合脾虛腹瀉、水腫、腳氣浮腫等人食用，可以單獨熬粥、煮飯，也可以與黨參、白朮、黃耆、茯苓等藥物一同配合製作藥膳食用，比如薏仁茯苓粥、薏仁參苓瘦肉湯等。

與此同時，薏仁藥性偏涼，能夠清熱利濕，是食療佳品，可以配合冬瓜、陳皮、荷葉等一同調配藥膳食用，比如薏仁冬瓜湯等。

薏仁還能夠清肺熱及大腸熱，對於咳嗽伴有黃痰、膿痰的患者，可以使用薏仁與冬瓜、杏仁等搭配食用；如果是腹瀉，而且伴有肛門灼熱、腹痛、心煩、口渴等症狀，可以將薏仁與扁豆、木棉花、車前草等一同調配藥膳食用。

另外，薏仁還具有舒筋脈、除痹痛的功效，更是治療關節炎的常用藥物及食療佳品，可以單用，也可以與蒼朮、木瓜等一同調配藥膳食用，比如薏仁木瓜飲等。

需要注意的是，脾虛腹瀉的人把薏仁先炒熟後再食用，效果會更佳。薏仁擅長利濕，所以熱病之後的津液耗損，或是平素陰虛、陰虛火旺的人群需慎用。

下面介紹一些薏仁的食療方：

1. 薏仁粥

原料：薏仁十五克，白米五十克，二者洗淨一起放入砂鍋，加適量清水，大火煮沸後改小火熬煮成粥即可。

功效：健脾祛濕。適用於脾虛腹瀉、脾虛水腫、關節疼痛。

2.薏仁冬瓜豬肉湯

原料：薏仁十克，扁豆十克，陳皮五克，冬瓜（連皮）五百克，豬肉四百克，生薑適量。豬肉洗淨切塊、焯去血水備用。薏仁、扁豆、陳皮洗淨，冬瓜（連皮）洗淨切塊，生薑切片。上述原料一起放入砂鍋，加入適量清水，大火煮沸後改小火熬煮一點五小時，調入精鹽即可。

功效：具有健脾祛濕的功效。

3.薏仁八寶粥

原料：薏仁十克，紅棗五枚，白扁豆十克，蓮子肉十克，核桃仁十克，桂圓肉十克，糯米一百克，紅糖適量。上述原料洗淨一起放入砂鍋，加適量清水，大火煮沸後改小火熬煮成粥，調入紅糖即可。

功效：健脾開胃、益氣養血。適用於脾虛體質或脾胃虛弱、食納不香、心煩失眠的人群食用。

4.薏仁赤豆鯽魚湯

原料：薏仁三十克，紅豆三十克，陳皮五克，生薑三片，鯽魚一條（約四百克）。鯽魚去鱗及腸肚，洗淨，入油鍋煎熟備用。薏仁、紅豆、陳皮、生薑洗淨，與鯽魚一同放入砂鍋，加適量清水，大火煮沸後改小火熬煮一到一點五小時，加入適量料酒，煮沸片刻後即可。

功效：健脾、祛濕、消腫。適用於脾虛水腫、腳氣浮腫的人群食用。

5. 薏仁車前草飲

原料：薏仁十克，車前草十五克（鮮品三十克）。一起洗淨，放入砂鍋，加適量清水，大火煮沸後改小火熬煮二十分鐘，去渣留汁，當茶飲用。

功效：適用於濕熱腹瀉、泌尿系感染等人群食用。

小米，補虛損，益腸胃

小米具有防止泛胃、嘔吐的功效，不僅如此，小米還具有滋陰養血的功效，可以調養孕婦虛寒的體質，並且幫助她們恢復體力。小米除了含有豐富的營養成分，色胺酸含量也是穀類之首，而色胺酸有良好的調節睡眠的作用。

中醫認為，小米味甘鹹，具有清熱解渴、健胃除濕、和胃安眠等功效。如果用小米煮粥，在睡前服用，很容易讓人安然入睡。

小米滋陰，屬於鹼性穀類，如果身體有酸痛，或者是胃酸不調的人，也可以經常食用。小米還能夠解除口臭，減少口中細菌的滋生。小米當中所含有的豐富胺基酸可以起到很好地預防流產、抗菌以及預防女性陰道發炎的作用。

小米對於常常腹瀉、嘔吐、消化不良以及糖尿病患者都有幫助。如果是腹瀉，可以把小米炒過之後再煮，消化不良或者是嘔吐患者，可以用小米熬成粥吃；懷孕的婦女如果在早晨感到身體不適，或者是進行產後調養，都可以把小米熬成粥，經常吃。

由於小米當中的胺基酸缺乏離胺酸，而大豆的胺基酸當中則含有豐富的離胺酸，這樣就起到了相互補充的作用。但是特別需要提醒大家的是，小米粥不宜太稀薄。

小米入脾、胃、腎經，具有非常好的健脾和胃作用，特別適合脾胃虛弱的人經常食用。而且在煮小米粥的時候，我們會發現，等到粥熟後稍稍冷卻沉澱，可以看到粥的最上層漂浮有一層細膩的黏稠物，這其實就是粥油，具有保護胃黏膜、補益脾胃的功效，極其適合慢性胃炎、胃潰瘍的患者食用。特別需要說明的是，新米的補益效果要大大超過陳米。

小米粥的做法很多，可以單獨煮熬，也可以在小米裡面添加大棗、紅豆、地瓜、蓮子、百合等，熬成風味各異的營養品。

把小米磨成粉，可以製作糕點，美味可口。將小米、紫米、玉米餅、紅豆、綠豆、花生豆、紅棗一起煮至黏稠狀，這種粥的營養就更加全面了，裡面含有豐富的碳水化合物、蛋白質、脂肪、微量元素和維生素，特別適宜食欲欠佳、腸胃不好，以及經常貧血的人食用。

高粱米，慢性腹瀉的人宜常食

高粱，俗稱蜀黍、蘆稷、茭草、茭子、蘆穄、蘆粟等，屬於禾本科高粱屬，一年生草本，是很古老的穀類作物之一。高粱的種類非常多，按照高粱穗的外觀色澤，可以分為白高粱、紅高粱、黃高粱等；按品種和性質，可以分為黏高粱和粳高粱。

高粱的果實就是高粱米，一般含澱粉60～70%。每一百公克高粱米當中含有蛋白質八點四克，脂肪二點七克，碳水化合物七五點六克，鈣七毫克，粗纖維零點三克，灰分零點四克，磷一八八毫克、鐵四點一毫克，硫胺素零點一四毫克，核黃素零點零七毫克，菸鹼酸零點六毫克，維生素B_1零點二六毫克、維生素B_2零點零九毫克，發熱量則為一五二五點七焦耳。高粱中的脂肪和鐵要比大米多，高粱皮膜當中還含有一些色素和鞣酸，如果加工過粗，則飯呈紅色，味澀，非常不利於蛋白質的消化吸收。

高粱還有一定的藥效，能夠治療和胃、健脾、消積、溫中、澀腸胃、止霍亂等。高粱中的單寧有收斂固脫的作用，患有慢性腹瀉的病人經常食用高粱粥，能得到明顯的療效，但是大便燥結的人，則應該少食或是不食高粱。

高粱不僅能夠直接食用，還可以制糖、制酒。高粱根還可以入藥，具有平喘、利尿、止血的功效。高粱的莖稈可以榨汁熬糖，農民稱其為「甜秫秸」。

高粱溫和健脾，澀腸益胃。比較適用於脾虛濕困、食少泄瀉和小兒消化不良，還可以治頑痹。

高粱味甘、澀，性溫，具有潤肺清熱、健脾和胃、消積止泄、止汗利尿、和胃安眠等作用，經常食用可以用來治療胃熱、消渴、痢疾、小便淋澀、肺陰不足、肺結核骨蒸盜汗、陽盛陰虛、失眠等症。

下面介紹一些高粱米具體的食療應用：

(1)治小兒消化不良：紅高粱五十克，大棗十枚。大棗去核炒焦，高粱炒黃，放在一起研成細末。每天二次，二歲的小兒每次服十克，三到五歲的小兒每次服十五克。

(2)治食積：高粱三到六十克，用水煎服。

(3)治痢疾：高粱根一個，糖一二〇克，用水煎後服汁。

(4)治大便下血：高粱花九克，烘乾之後研成末，用黃酒調服。

(5)治漿液性肋膜炎：高粱米糠一二〇到一八〇克，上籠蒸大概三十分鐘，用燒酒調敷患處。

(6)治女性倒經：紅高粱花適量，用水煎後，取其汁加紅糖服用。

(7)治女性崩漏：高粱黴包十五克，百草霜三到六克，用水煎後取汁，加紅糖服食。

(8)治慢性化膿性中耳炎：高粱吐穗的時候，剪取其黴包（高粱花黑、粉菌），曬乾，輕輕彈落黴粉，過細篩，儲存備用。使用的時候先以3%的過氧化氫將耳朵洗乾淨，拭乾耳腔，吹進乾黴粉，不要太多，每天一次。

(9)治腳氣：陳高粱若干，以五到六年者為好，焙黃為細末，乾塗於患處。

山楂，調經理氣，促進脾胃消化

山楂中含有豐富的維生素、蛋白質和各種礦物質，而且還含有胡蘿蔔素。維生素能夠減少自由基的生成，促進食欲，增強胃部免疫力，從而抵抗胃癌。

經常食用山楂能夠開胃消食，促進消化液的分泌。飯後常食用山楂，能刺激胃黏膜，增加胃酸分泌，從而有效促進胃腸蠕動、幫助胃部消化。山楂當中含有的解脂酶還能夠有效促進脂肪類食物的消化，從而有效減輕胃部的負擔。

另外，山楂還具有養顏瘦身的效果。女性朋友在減肥期間多食用山楂能消除體內脂肪。而且山楂含有維生素C、胡蘿蔔素等物質，可以有效增強機體免疫力，具有防衰老、抗癌的作用。

但是，食用山楂時，最好是煮熟後食用，因為生山楂當中含有鞣酸，容易在胃部和胃酸作用生成「胃石」，很容易造成胃潰瘍、胃穿孔等。而且山楂最好在飯後食用，這主要是因為空腹食用山楂會刺激胃酸分泌，加重對胃黏膜的刺激，很容易引起胃酸逆流、胃痛等症狀。

在這裡提醒大家注意的是，山楂雖然可以有效促進食欲，但是它在中醫上的屬性卻是只消不補，所以脾胃虛弱的人要儘量少吃。

第八章

實用妙方有助調養脾胃

老鴨湯，既美味又解決胃病

臟器之中，胃是唯一個通過食物與外界接觸的器官，所以容易受到侵害，比如風中的寒氣、很涼的食物、水果、食滯、氣鬱、痰瘀等，都會引起胃氣瘀阻，導致胃功能失調，引發胃病。但是需要對我們的祖先進行感謝，他們已經將一些治療疾病的藥物加到我們食物當中，讓我們不用去找醫生，也不用聞難聞的消毒水氣味，在不經意間，就可以透過食物治療疾病。例如風寒感冒的時候喝生薑水，夏天解暑氣喝綠豆湯等。

胃處於身體的中焦，喜歡溫潤，厭惡燥熱，在吃飯以前喝一些湯，不但可以溫潤胃部，還有開胃的效果，而人在空腹的時候，最易吸收湯的營養，所以飯前湯很有養生的道理。

廣東有一道非常有名的湯品——老鴨湯，具體做法是：老鴨一隻，加上丁香、黃酒、蔥、薑等在一個非常大的瓦罐中蒸，經過老鴨湯店的時候，在很遠的地方就會聞到很香的氣味。這道湯可以說是養胃佳品，不僅可以理氣補虛、散寒養胃，還能通暢氣血，經常喝老鴨湯的人，很少有得胃病的。在中醫食療當中，老鴨湯可以說是治療慢性胃病的一道美味佳品。

在中醫學中，對於治療胃病，有一個非常龐大的體系構成：有的人是上腹胃脘部位感到非常不適、有的人是下部的胃部不適；有人飯前不適、有人是飯後疼痛，甚至噁心、嘔吐等，若要仔細講解，好幾天都解釋不完。

還好，要感謝我們的祖先，讓我們通過美味的食物就可以治療疾病。除了前面介紹的老鴨湯，還有一道羊肉大麥湯也有治療胃病的效果。

做法非常簡單，將羊肉和大麥按三比一的比例放入鍋中煮熟，然後放入一些鹽，美味可口的羊肉大麥湯就做好了。羊肉有和胃健脾的作用，而大麥益脾溫胃，兩種食物都有養胃的作用。將兩種食材放在一起，能夠很好地治療胃病。我治療的一個患者，就是每天喝羊肉大麥湯，治好了多年的老胃病。

假若是因為得了胃病去看醫生，不同的醫生可能會開出不同的處方。這是為什麼呢？因為不同的方藥，針對病症的側重不一樣。比如因為胃部鬱熱導致的胃脘疼痛，一般會採用丹梔逍遙散治療，並根據病情配合連翹、黃連、延胡索等；而別的醫生可能會開薄荷、煨薑；還有的醫生會開胃舒片、三九胃泰等。即使是一個醫生對同一個病人，每次的藥方也不一定都一樣，這就是「辨證施治」，即使是面對同一種病因，也會採取不同的藥物。

同樣，治療胃病的食療方法也有很多，除了上面介紹的湯品，白胡椒燴羊肚、豆蔻饅頭、蘿蔔餅、健胃粥等，也對胃脘性疼痛的胃炎有治療作用。甚至大麥茶，也是溫胃健脾不錯的選擇。八仙過海各顯其能，比如我的一個病人，胃病治好了，以前失眠的症狀也沒有了，隨後神經衰弱的症狀也消失了。這些病之間的關聯非常大，治好了一個病症，有些病症也會隨之消失。

米湯＋鹽，拉肚子不用愁

我一位朋友之前吃露天燒烤時吃了一些毛豆，便感覺肚子疼痛，不停拉肚子。但是他沒有帶止瀉藥，拉得一塌糊塗。朋友想起了我，於是打了電話給我。我知道原委之後，便告訴了他一個辦法，非常簡單。就是將炒米放入水中煮成米湯，然後放上一小撮鹽，調和之後再喝。朋友按照我的方法進行，過了幾個小時，腹瀉止住了，人也恢復了精神，一個晚上就完全康復了。

炒米治腹瀉是一個非常古老的方法，而且效果非常明顯。炒米是溫性的，米可以起到養胃的作用，能夠溫胃健脾、散寒祛風，達到止瀉的作用。其實，因吃壞東西而引起的腹瀉，只要將腹中的髒東西排泄乾淨就可以了。腹瀉最危險的就是不停地拉稀，水分、鹽分一直向外排出，導致身體脫水、電解質紊亂。我的朋友表現為眼眶凹陷、有氣無力，就是體內脫水、低鈉的症狀。如果腹瀉的患者是兒童，甚至會危及生命。

這時候若是喝生理食鹽水，處於腹瀉時的腸道是無法吸收鹽分的，不管喝多少鹽水，很快都會被稀釋出來，穿腸而過，根本不能為身體內部補充水分。二十世紀六〇年代，根據研究表明，在鹽水中加入一些葡萄糖，透過腸道的葡萄糖—鈉離子偶聯吸收機制，即使人體還處於腹瀉狀態下，也能為身體補充鹽分、水分。

在印度和孟加拉，一些難民的居住地，經常爆發霍亂一類的傳染性疾病，一個難民營中得這種病的不下千人，靠打針來輸液效果過慢，只有通過葡萄糖與鹽水的結合才能應付得過來。但難民營中沒有多少葡萄糖。為了營救更多的人，通過進一步的科學研究，炒米、炒米粉（熟米粉）這一類食物隨處可見，可以用來代替葡萄糖，因為白米中最主要的成分是澱粉，分解之後就能產生葡萄糖；而且米湯還能止瀉，可以直接減少患者的排便量，同時縮短人體排便的時間。

在米湯中放入鹽治療腹瀉是一種比較有效的方法，受腹瀉苦惱的人不妨試試看！

吃核桃仁，輕鬆治療便祕

我有一個朋友，他的父親已經便祕了一個星期。據說以前喝一些清腸道的茶就會好，現在卻失效，老人已經很多天沒有排便了，肚子裡的毒素一直沒有排出來，因此影響到整個人的身體健康。我趕忙給老人開了幾個塞劑，讓護士給他灌腸。灌腸以後，老人果然排便了，臉上也露出了笑容。但是我的朋友依舊非常擔心，這次靠灌腸解決了，那以後再便祕要怎麼辦？難道每次都要來醫院灌腸解決嗎？或者用塞劑塞肛門？他的父親非常反感用塞劑，從心底會有一種抵抗的情緒。

這個時候我告訴我的朋友，有一個方法可以有效地根治便祕，那就是吃核桃，每天吃半兩核桃仁，就可以有效緩解便祕症狀。

就這樣過了一個星期，我向朋友詢問他老父親的狀況。得知他的父親從回去之後就開始吃核桃仁，第三天的時候就已經開始排便，之後每一、兩天就會排便一次，並且大便暢通，乾濕正常。我告訴朋友這個方法長期持續下去，不僅能夠產生通便作用，還能有效防止動脈硬化，預防老年癡呆。

這是因為核桃中含有非常豐富的核桃油，同時還含有大量的纖維素。吃進肚子裡後，核桃油會軟化大便、潤滑腸道。此外，粗纖維吸收水分以後會膨脹起來，從而刺激腸道運動，這樣就能夠達到治療便祕的作用。之前給他父親用的都是刺激性的藥物，透過直接收縮肌肉來完成排便，但若長時間使用，就會導致藥效失靈。

在中醫學，經常性使用這種藥物是不科學的。在中醫學上，這種老年人便祕是一種「無水舟停」的現象，就是說老年人血虛、津少，大腸得不到滋潤，當大腸中的津液不足，就會便祕。若是長期使用那些刺激性藥物，只會讓津液更加不足，就像是一條停在枯水裡的船，無法向前，只有當河裡注滿了水，船才能繼續前進。

吃點「草」，慢性胃炎去無蹤

一位老人到我這裡就診，他的生活非常不容易，生活極為坎坷，年紀一大就出現了胃酸、胃痛、胃脹的症狀，他曾經到社區的診所看過，診斷為慢性胃炎，但是老人覺得藥太貴，於是就沒有治療。

聽別人說我有一些省錢的方子，所以特意過來詢問。我對老人的情況進行了檢查，決定給老人開兩個便宜又有效的方子。

第一個是：取蒲公英泡水飲用，早晚各飲用一次，一個月為一個療程。

第二個是：取十克的甘草，用開水浸泡十五分鐘，然後加入一些蜂蜜，攪拌後，在飯前服用，一日三次，半個月或一個月為一個療程。

第二個方子的原理非常簡單。幽門螺旋桿菌是造成慢性胃炎的直接原因，而蜂蜜、甘草都有一定的殺菌作用。研究顯示，它們對幽門螺旋桿菌，甚至是對常用抗生素具有耐藥性的幽門螺旋桿菌也有強效的殺滅作用。另外，蜂蜜味甘，中醫認為有緩解胃痛的作用，而且蜂蜜中的營養成分很高，喝進肚子能夠幫助胃黏膜修復、癒合。患者應該注意在飯前一小時服用，根據研究表示，如果喝完蜂蜜之後進食會促進胃酸分泌，但是吃飯前一小時服用能夠減少胃酸分泌，這能緩解老人胃酸逆流的症狀。使用蒲公英入藥方，在前面已經說過，蒲公英不僅能夠殺滅抑制幽門螺旋桿菌，還能修復損傷的胃黏膜，所以也有治療慢性胃炎的作用。

治療慢性胃炎，最重要的就是殺死腸胃中的幽門螺旋桿菌，現在由於臨床對抗生素的濫用，幽門螺旋桿菌也隨之有了耐藥性。而現代中藥研究發現，有不少中藥都對幽門螺旋桿菌有抑制作用，其中效果最明顯的就是黃連。黃連泡水服用能夠治療慢性胃炎，但黃連泡水的味道非常苦，很多人受不了這種苦味，但是我們還能選擇別的中藥，如蜂蜜、甘草，殺幽門螺旋桿菌效力都要強於黃連，而且口感極佳，長期服用效果非常突出。

一個月後，老人打電話給我，老人家兩個方法都在用，用藥第二天，胃部就舒服多了。我聽了非常高興，讓他持續服藥。因為中藥在於調理，見效之後還需要鞏固。

陳皮大棗，走出慢性胃炎的陰影

慢性胃炎是一種不同病因而導致的胃黏膜慢性炎症，罹患此病的患者非常多。通常來說，長期食用對胃黏膜產生刺激性的食物，如飲烈酒、濃茶，吃辛辣、粗糙的食物，大量吸煙，強烈的精神刺激等，都會引發慢性胃炎。慢性胃炎也是從急性胃炎轉化而來的。許多慢性胃炎患者並沒有什麼非常明顯的症狀，偶爾會出現消化不良的症狀，如上腹部隱痛、飯後飽脹、胃酸逆流等。時常反復發作，腹痛並沒有規律，最嚴重者會感覺到胃如刀絞，並伴隨噁心、嘔吐、腹脹等，長期發作會極大的影響身體健康，並阻礙生長發育。而胃黏膜糜爛出血的患者則容易出現嘔血、黑便等症狀。

我母親的同事帶著女兒來找我看病。她的女兒在外地工作，不知道如何照顧自己，有的時候因為工作忙就不吃飯，總是饑一頓飽一頓，有時還要節食減肥。這次女兒放假回家，時常說胃不舒服。給女兒做了可口的飯菜，女兒卻沒有食欲，只吃了很少的食物就感覺胃發脹，不肯再吃了。在母親一再的要求下，女兒才過來看病。

我詢問過患者之後知道，她的確是經常在飯後感覺胃脹、胃酸逆流，但往往過一會兒就不痛了。她覺得是因為自己吃東西太快了，並沒有什麼不妥的，殊不知，她已經得了慢性胃炎。一般而言，像她這樣的都會白領都沒有規律飲食，咖啡、酒、飲料都是日常的飲品，有的時候為緩解壓力還會抽煙。公司應酬、朋友聚會就會暴飲暴食，或是吃很多油膩、辛辣的食物，因而引起了慢性胃炎。

根據她的情況，我為她開了一個方子：大棗十五克炒焦，陳皮十五克切成細絲，用沸水沖泡，代替茶水飲用，能緩解她飯後的胃脹、胃酸逆流。陳皮有燥濕化痰、理氣開胃、治脾胃病的作用，它的氣味清香，理氣效果明顯，能入脾肺，有理氣寬中的作用。對於脾胃氣滯、脘腹脹滿等病症有顯著療效。此外，陳皮還能和中，調理胃氣升降，緩解噁心嘔吐，在《本草匯言》中記載：「味辛善散，故能開氣；其氣溫平，善於通達，故能止嘔、止咳。」大棗性潤味甘，可入脾胃兩經，可以滋補脾胃，調和氣血。

過了兩個禮拜，患者打電話來致謝，說自己病症有了很大的好轉，吃東西之後感覺很舒服，胃不脹了，食欲也增加了。我常說，工作再忙也要照顧好自己的身體，養成良好的生活習慣，特別要注重飲食。吃飯要掌握規律，不要暴飲暴食，應該多吃容易消化的食物，少吃油膩辛辣的食物，濃茶、咖啡也不能多喝。另外，每天早晨起來的時候空腹沖調一湯匙的蜂蜜，一個小時以後用飯，可以保護胃部。因為蜂蜜是調和脾胃的最佳選擇，止痛解毒，能夠起到輔助治療的作用。

如果是胃脹、消化不良而引起的慢性胃炎，就可以吃一些山楂。將山楂洗好去核，加水煮爛，放入一些白糖，冷卻之後放入冰箱中冷服，每天喝一點就可以。山楂能夠幫助消化。中醫中經常會用山楂治療因積食而引起的腹瀉、腹脹、腹痛等疾病。

吃點薑，緩解妊娠反胃、嘔吐

我給一個年輕人看病的時候，他向我請教一個問題，說他的老婆懷孕反應很大，總是反胃、嘔吐，問我有什麼良方。我告訴他，讓他老婆平時多嚼一些生薑。

生薑是一種止嘔的良藥，對於妊娠嘔吐有良好的緩解作用。將生薑切成片放入口中，讓薑汁慢慢滲入口腔中；或者像是嚼口香糖一樣嚼生薑片，並吞下薑渣；若是家裡有榨汁機，可用生薑榨汁，裝入瓶子裡，每次欲嘔吐時只要喝一小口就行了，先含在口裡，然後緩緩吞下。

生薑對於嘔吐的功效，從古至今都被人推崇，甚至將生薑作為止嘔的聖藥。生薑止嘔的原因，是因為薑能夠有效地抑制腸胃運動，鬆弛胃腸道的肌肉，這樣就能發揮緩解噁心、反胃的作用。

曾經有兩位外國專家做過一個實驗，對有嘔吐症狀的孕婦進行研究，孕婦被分成甲、乙兩組，甲組每日服用一克生薑，乙組則服用一克的安慰劑（起到心理安慰作用，並無療效），試驗期為四天。跟蹤的試驗期為七天，結果顯示，服用生薑的孕婦，有87．5％的孕婦噁心、嘔吐的症狀得以改善，吃安慰劑的孕婦只有28．5％。

這個試驗充分證明了生薑對於妊娠引起的嘔吐有良好的治療作用。不過，服用生薑只有緩解作用，並非根治這個症狀。妊娠嘔吐是因為懷孕引起的反應，體內的激素分泌量迅速增加，人體無法適應所導致。

幸好，大多數的懷孕女性，噁心、嘔吐症狀只發生在孕期早期，等孕期一兩個月後，嘔吐也隨之消失了。

生薑的主要作用就是讓孕婦平穩地度過這一個多月，最大限度地將噁心、嘔吐症狀降到最低。

四磨湯，治療糖尿病胃輕癱

老偏方：十克烏藥，十克檳榔，五克沉香和十克黨參。每天服一劑，水煎開，分成兩份，早晚各一次服用。一個療程的時間是兩周。或者是購買四磨湯口服液，按照說明書方法服用。

張爺爺是我們社區委員會的成員，因為新任委員會選舉的問題，他來到我家拜訪，順便讓我幫他看看病。原來，他已經患了很多年的糖尿病，一直是降血糖藥不離身。幾個月前，他吃完飯以後，肚子就開始難受，覺得自己的胃很不舒服，好像是有一團氣在裡面，直到兩個小時以後才平緩下來。他去醫院做了很多的檢查，最後說，他之前服用血糖藥物進行控制，結果不理想，血糖偏高，造成了「糖尿病胃輕癱」，於是醫生給他調整了降血糖的藥物，並開多潘立酮治療胃脹。張爺爺用了兩個星期的藥物後再去檢查，發現自己的血糖變正常，胃脹的症狀也消失了，他以為自己已經好了，就停止服用多潘立酮，但是還沒到一周，這個毛病就又犯了。所以他想請我開一個中藥的方子調理一下，另外也想請教一下，糖尿病怎麼會引起胃病呢？以後還會有什麼樣的影響？

我告訴他，糖尿病胃輕癱這個病聽起來有點嚇人，但是它還有另外一個名字，叫作糖尿病胃麻痹，是因糖尿病引起的消化道慢性疾病，導致胃部功能紊亂、胃動力降低的症狀，臨床上的表現為腹脹、飯後上腹飽脹、噁心反胃等。這一現象就是因為糖尿病引起的胃部活動減弱，或是自主神經開始紊亂，胃部分泌一些異常的物質，但是具體機制還不太明確。西醫一般都會用多潘立酮，這種藥物能夠增強胃部活動。但是這種病症的病原在於胃部功能紊亂，只是增強胃部功能是達不到治療效果的，中藥則是從根本治起，從很多方面進行調和，以達到治療效果。

比如在臨床上就經常應用古方「四磨湯」。這個方子非常簡單，只有四味藥：十克烏藥、十克檳榔、五克沉香和十克黨參。每天服一劑，水煎開，分成兩份，早晚各一次服用。一個療程為兩周。糖尿病胃輕癱屬中醫「胃緩」範疇，是因糖尿病時間太久了，三焦受損，氣機失調，脾胃氣滯，失去了正常的暢通狀態。四磨湯出自《濟生方》，是一個順氣理氣的方子。方子中的木香有止痛順氣的作用，能健胃消食；枳殼能夠理氣寬中，行滯消脹；烏藥能夠順氣暢中，散寒止痛；檳榔能導滯利水。這四種藥物的結合，可以理氣順氣，防治胃中氣滯。現代的藥理研究中有一個發現：木香等理氣藥能夠明顯促進胃部活動，平滑胃壁，增加胃部動力。枳殼可增強小腸的收縮功能，抑制腸道非生理現象的收縮。烏藥對胃腸平滑肌有雙重的作用，分別是興奮與抑制，還可以增強消化腺的分泌。檳榔亦可升高胃腸平滑肌的張力，增強胃部的蠕動能力，因此可以促進消化道的消化功能，增強食欲。

張爺爺聽我說完後，第二天就去藥店買了這些藥材回來。一個月後社區委員會選舉，我又見到了他，他跟我說按照我的方子服用兩個星期後，現在胃脹、噯氣的情況已經消失了。

半夏枳術丸，有效治理脾胃損傷

如果偶爾一、兩次因為貪食生冷之物而傷了脾胃，可以服半夏枳術丸來改善；但是如果一直以來都經常愛貪食生冷，恐怕再好的藥也要失效。

每年到了夏季，我們診室裡就多了一些胃腸病病人，這些病人大多數是因為天熱貪涼、為了解暑降溫，吃了許多生冷的食物，從而傷害了脾胃，出現了腹痛、腹瀉等症狀。

也許有一些人到現在還不理解，生冷食物包括哪些？從字面上來講，生冷食物就包括生的食物和冷的食物。

生的食物，比如瓜果、生蔬菜等，以及生硬、不容易消化的食物；冷的食物不僅包括冰棒、冰飲料，還有涼菜、涼飯等，當然還包括本身屬性寒涼的食物，比如說前面提到的田螺、柿子、香蕉、奇異果、西瓜等，都屬於寒涼食物。

有一些人到了夏天就很喜歡吃西瓜，甚至會覺得西瓜不夠涼，還要放在冰箱裡。吃下這樣大量的西瓜，脾胃怎麼會受得了。

記得有一年的夏天，有一位王先生來找我就診，他說自己每天感覺口渴時就吃冰鎮西瓜，有時候一口氣能吃掉半個西瓜，後來就開始感覺胃不舒服，而且還伴有腹脹和腹瀉。

像王先生這種情況屬於生冷食物傷了脾胃，所以，我採用了《脾胃論》裡提到的一個方子，用半夏枳術丸為其調治。

《脾胃論》中具體講到了方子的做法：「半夏（湯洗七次，焙乾）、枳實、白朮以上各六十克。研為極細末，荷葉裹燒飯為丸，如梧桐籽大，每服五十丸，添服不妨，無定法。」此藥稍微增加用量是沒有什麼問題的，在服用的時候也沒有固定的方法，所以比較方便。在這裡，需要提醒大家的是，古代的一斤等於十六兩，所以古代的一兩相當於我們現在的三十克左右。

也許有的人還要問，為什麼這個方子有如此明顯的功效呢？半夏具有利水化濕、理氣降逆的功效，善治脾胃濕痰；枳實辛行苦降，善破氣除痞、消積導滯；白朮有健脾益氣、燥濕利水的功效，善治脾虛食少、腹脹泄瀉等症。三者結合善治因冷物內傷所致的脾胃病。

雞內金，調養脾胃營養失調

中醫認為，雞內金是補胃的，它具有消食健胃的作用，還能夠澀精止遺。《滇南本草》中記載，雞內金可以「寬中健脾，消食磨胃。治小孩子乳食結滯，肚大筋青，痞積疳積」。

日常生活中經常聽一些老人說「吃什麼補什麼」，比如說「胃痛了吃蒸豬肚」「心臟病人宜吃豬心」「貧血了多吃肝」等。這些說法其實真的有道理，因為這就是中醫所說的「以臟補臟」。

名醫孫思邈最早創立了「以臟補臟」和「以臟治臟」的理論。比如說，腎主骨，就用羊骨粥來治療腰膝酸軟之腎虛症；肝開竅於目，以羊肝來治療夜盲；男子陽痿，命門火衰，腎陽不足，可以用鹿腎醫治。古代的許多醫學著作裡也都記載了行之有效的以臟補臟法。

比如《聖濟總錄》中有用羊脊羹來治療下元虛冷（多為腎陽不足、腎虛寒）；《太平聖惠方》中有用羊肺藻治療消渴（糖尿病）；《飲膳正要》中有用牛肉脯治療脾胃久冷、不愛吃東西。

那麼在這裡提到的雞內金和上述這些有什麼關係嗎？下面先來看一看雞內金究竟是什麼寶貝。大家都知道雞胗吧，嚼起來很脆、很好吃，它其實是雞的胃，它的外面有一層金黃色角質內壁，那就是雞內金。將其剝離後，洗淨曬乾，便成了中藥。

有一天，一位中年婦女帶著她六歲的兒子來找我看病。她說自己的孩子體質比較弱，從小就一直是面黃肌瘦，精神不好，頭髮也是枯黃的。孩子平時不愛吃東西，稍微吃多一點還不消化。我仔細為她的兒子做了檢查之後，發現她的孩子是小兒疳積，平時吃東西不注意，傷了脾胃，導致脾胃運化失職，後天生化乏源，營養不足。

像這個小孩子的情況，對症下藥，平時用雞內金粉（一般中藥店都有零售）調理就行。《要藥分劑》中指出：「小兒疳積病，乃肝脾二經受傷，以致積熱為患。雞肫皮能入肝而除肝熱，入脾而消脾積，故後世以此治疳病也。」

雞內金比較腥，如果直接給小孩子吃，他肯定不願意吃，這個時候可以把雞內金研成粉末（每次三到五克就行了）放在粥裡煮食，也可以將其和麵粉混合做成小餅來吃。對於患有疳積的孩子來說，吃雞內金可以健脾胃。同樣對於大人來說，平時吃飯沒有節制，過量吃生冷的食物、酒肉等，也會傷食。這時不妨吃上兩回雞內金，既能消食積，又能補益脾胃。

焦三仙，輕鬆化解積食

在中醫的處方裡經常會看到「一味」藥——焦三仙。它不是一味藥而是三味藥，即焦麥芽、焦山楂、焦神曲。這三味藥都具有良好的消積化滯功能，但是又有各自不同的特點，所以經常合起來使用。

焦麥芽有很好的消化澱粉類食物的作用；焦山楂善於治療肉類或油膩過多所致的食滯；焦神曲則利於消化米麵食物。三藥合起來使用，能明顯增強消化功能。因此，中醫把這三味藥合用並稱為「焦三仙」。

記得某年春節，我們全家人剛剛吃過晚飯，正在家裡看電視。這時電話響了，來電的是一位老朋友。我剛拿起電話，就聽見朋友開始喊：「哎喲、哎喲，你快來一下吧，我這肚子脹得不行了，太難受了」。我一聽這情況，估計是挺難受，於是急忙下樓，驅車直奔他家。

我趕到朋友住處時，他早在門外捂著肚子了，我趕緊把他扶回屋內，發現滿桌子飯菜還沒有撤。我問：「你這是怎麼了？」

「唉，老婆回家過年去了，我自己一個人準備了點好吃的，誰知道，好像是肉吃多了，現在感覺肚子脹得難受……」

「唉，我說你是沒吃過肉啊，吃這麼多幹嘛呀？」像我朋友這種情況就是典型的食滯，大量食物，特別是肉食在短時間內進入胃裡，人體無法及時消化，便會令胃部膨脹，導致食滯和消化不良。我趕緊幫他進行穴位治療，選擇了足三里穴、三陰交穴、天樞穴、漏谷穴，之後又為他按摩腹部，症狀總算有所緩解。對於這種食滯病人，可以再吃點中藥調理一下，於是推薦了焦三仙給他。

第一味藥是焦麥芽：將麥芽放在鍋內微炒至黃色，噴灑清水，取出曬乾，即成。焦麥芽善於理脾助胃，是消食健胃的要藥，常用於治療澱粉類食物不消化的問題，比如各種米麵、山芋、芋頭等食物所致的消化不良、脘腹脹滿、吞酸嘈雜，以及小孩子乳食不化、嘔吐溢奶等病症。

第二味藥是焦神曲：神曲由青蒿、蒼耳、杏仁等藥加工後與麵粉或者麩皮混合後發酵而成。焦神曲就是將神曲在鍋內炒至外表呈焦黑色、內部呈焦黃色，取出，噴灑些清水，放涼，即成。焦神曲的消食健胃作用較強，有「消導之最」之稱，又因為本品配方中有青蒿、蒼耳等，所以還具有清熱解暑、祛風解表的作用，多用於治療食積不消、胃部飽脹、食欲不振、大便不實等消化不良伴鼻塞流涕、發熱惡寒等外感風寒之症。

第三味藥是焦山楂：前面提到過，山楂的消食功效很好，而焦山楂就是將山楂切片曬乾，放在鍋內用大火炒至外面焦褐色、內部黃褐色，噴灑清水，取出曬乾即成。焦山楂善於治療進食油膩食物過多所致的食滯，對牛、羊、豬等肉類食物所致的腹脹腹痛、食積腹瀉效果尤為明顯。

以上三味藥都是炒焦後配用，藥味芳香，功效卓著，三者配合，所以稱之「焦三仙」。

經常性食滯的人，可以取這三仙各三十克，用水煎服，每天吃一劑，一般連用三天就會有效，這種方法最適合那些晚餐經常吃得過飽以及一些亞健康的病人，比如經常有些腹脹，食欲不振等症的人。把焦三仙與白米一同煮粥常食，消食效果也非常不錯。

茯苓餅，益脾胃

古人把茯苓稱為「四時神藥」，由於它的功效十分廣泛，不分四季，所以可以將其與各種藥物配合，不管是寒、溫、風、濕等病症，都能夠發揮其獨特功效。

說起茯苓，大家可能還不太熟悉，但是大家都知道茯苓餅吧，它可是老北京的滋補性傳統名點。據說，慈禧晚年的時候特別愛吃茯苓餅，因為它有很好的養生健身功效。

那麼，小小的茯苓餅為什麼有如此神奇的功效呢？這當然還是要歸功於其中的茯苓。中醫認為，茯苓味甘、淡，性平，具有利水滲濕、益脾和胃、寧心安神的功效。善治脾虛、失眠、心悸、水腫等症，對女性和老年人滋補效果是最好的。

《神農本草經》中將茯苓列為上品。從此之後，歷代本草專著都沿用了《神農本草經》的說法，認為茯苓「久服，安魂養神，不饑延年」。茯苓的吃法有許多種，不僅侷限於茯苓餅，下面再推薦幾種與茯苓有關的食療方：

(1)有慢性胃腸炎、營養不良性水腫、神經衰弱的人，平時可用茯苓煮粥食之。做法簡單，用白茯苓粉十五克，白米一百克，一同煮粥。吃的時候，再加點味精、鹽、胡椒粉，拌勻就能吃了。每天早晚各服用一次。有健脾利濕、寧心安神的功效。

(2)由脾虛濕聚所致的水腫、小便不利、四肢乏力、腰膝酸軟者，可用茯苓六十克、黃耆三十克，與斬碎的豬脊骨五百克，一同放入砂鍋中煲湯，湯好後加點鹽調味即可。有健脾益氣、滋腎強腰的作用。

(3)愛喝酒又經常感覺心神不寧、失眠的人，可以選擇茯苓酒。取茯苓六十克放入密閉的容器中，加入濃度為50%的白酒五百克，密封十天左右就可以飲用了。每天晚上喝上五十毫升，有補脾益氣、寧心安神的功效。

茯苓雖好，但一定要對症食用。比如說，身體不好、津虧血少的人不宜食用茯苓；或是乾燥季節，口乾咽燥，並無脾虛濕困，經常食用茯苓反而會加重燥象。所以請大家根據自己的情況來正確調養自己的身體。

第九章

男女老少都要注重調養脾胃

大部分女性脾胃很容易受傷

中醫所說的「脾」，包括消化、呼吸、免疫、循環、運動等多個系統的功能，是指這些系統的總稱。脾胃經經過面部、胸部、腹部等身體的各個部位，如果這條經脈發生了氣虛，出現了衰弱，自然會影響到這些經脈行經的部位。女性一旦脾氣虛，很容易會出現面色發黃、胸部臀部下垂、身體肥胖等衰老症狀。

在中醫理論上，導致脾氣虛的原因有很多種，根據女性的生活習慣和性格等條件，有三大主因讓女性出現脾虛：情緒敏感多思、運動量少、過度減肥。

女性的心思往往非常細密敏感、憂愁多情，身邊發生一點小事，都很容易和自己聯想在一起，換句話說就是想得太多。結果就讓自己每天都鬱鬱寡歡、生悶氣，很容易導致脾虛和肝鬱。如果運動量少，也會影響到脾的健康，容易造成脾虛。

還有一個非常重要的原因，就是如今很多女性追求苗條的身材，經常節食減肥，甚至服用各種減肥產品，這些都會讓脾胃受到不同程度的損傷，常見的症狀是脾氣虛、慢性胃炎、胃潰瘍等疾病。

前面已經說過了，情緒敏感多思、運動量少和過度減肥是女性健康的大敵，所以建議女性應該積極參加戶外集體活動、可以經常找朋友聊聊天、按時吃飯、保證三餐的規律等。脾胃健康非常重要，只有擁有好的脾胃才能擁有美好的身材、保持面色紅潤、肌膚緊致、體態優美。

一些女性特別能吃，飯量和男生差不多，甚至是有過之而無不及，可是，她們不管怎麼吃，就是長不胖；還有一些人則是「喝口涼水都長肉」，明明每天都在控制飲食，沒有吃太多東西，身體就是會長胖。雖然更多的人會羨慕第一種女性，但其實，這兩種人都是脾胃病。

第一類人主要是脾氣虛，脾胃的吸收功能不好。脾氣虛導致身體不能很好地吸收營養，新陳代謝能力開始減弱。年輕的時候可能表現的不是特別明顯，但是等到了四十歲，這些問題就會嚴重影響身體健康，之前的身材也會發生嚴重的變化，很有可能會變成大胖子。如果還經常感覺到餓、口渴，那麼除了脾虛，可能還存在著胃火過盛的問題，因而很容易感到疲憊、容易變得憔悴，皮膚也越來越乾澀。建議這種人一定要立即開始補脾。

第二種人更是典型的脾氣虛。一般來說，這種人還有可能存在痰濕的症狀，換句話說就是身體當中津液異常積留的問題。出現這樣的問題主要是和不良的生活習慣有關。經常熬夜、用腦過度、憂思過多，這些都是導致脾氣虛的原因。她們雖然身體豐滿，但是四肢無力，是虛胖。這種人也要補脾祛濕。

由於脾虛的原因導致的身材走樣、瘦削或虛胖，可以服用一些補脾的中成藥。比如「參苓白朮丸」，非常適合脾胃虛弱、中氣下陷所導致的體倦乏力等，主要成分有黨參、茯苓、白朮、白扁豆、陳皮、蓮子、甘草、山藥、薏苡仁、砂仁等，可以長期服用。

還有一種中藥是「人參健脾丸」，也非常適用於脾氣虛。具有健脾補氣的功能，用於體倦乏力、食少便溏的人。特別是由於脾氣虛而導致氣血兩虛，膚色蒼白或者暗黃，建議長期服用。

胸小的女性，大多脾胃也不好

隨著人們生活水準的不斷提高，越來越多人開始在乎和重視投資自己身體，特別是女性，不斷提高對身體曲線美的要求。而且電視、網路上各種豐胸廣告鋪天蓋地，除此之外，各種豐胸膏、豐胸食品更可以說是來勢兇猛。其實，胸部發育不良、胸部過小，在很大程度上是因為脾胃虛弱造成的。

胸部想要發育充分，有兩個條件非常重要：第一，沖脈一定要盛。沖脈素有「血海」之稱，可以調整十二經氣血、直接刺激胸部的發育；第二，腎氣要充足，腎氣足才可以進一步促進胸部的發育。

基於以上二點，脾胃對胸部的發育自然就有著非常重要的影響。脾胃主管人體的消化和吸收，脾經的運行會經過乳房。當脾氣虛弱，它經過的臟腑及其他器官自然就會大受影響。脾胃功能不好，胸部發育自然會放緩，有很多女性朋友胸部過小就是因為脾胃虛弱。

除此之外，脾主人體的肌肉，脾胃不好，肌肉組織就會沒有力氣。很多女性平常就不愛運動，脾胃又比較虛弱，過了三十歲之後，胸部很容易變得扁平，而且還會出現下垂。

因此，想要真正保持胸部豐滿、曲線動人，必須從最根本的保養脾胃開始行動。

第一，飲食上可以多吃一些溫補氣血的小米、雞蛋或者豆類食品，特別是黑豆。肉食方面可以多吃一些溫熱的羊肉或者是雞肉，這些都有非常好的補氣功效。

如果條件允許，還可以烹煮一些調補脾胃的藥膳，經常服用也有非常好的豐胸效果。

另外還可以用艾灸溫熱沖脈和任脈的交匯處——陰交穴，也就是肚臍下兩橫指的位置，每天艾灸十五到三十分鐘，可以有效刺激胸部的發育。

女性月經不調，脾胃調理祛病根

很多女性都面臨著不同的婦科問題，比如月經不調、痛經、月經週期不規律等，甚至有一些女性會在月經到來的那幾天痛得滿頭大汗，需要臥床休息。這樣一來，不管是對自己的身心健康還是正常的工作生活都有很大的影響。

很多人只知道脾胃對消化功能有著非常大的影響，其實，中醫在治療月經問題上也是以調理脾胃為主。如果能調理好脾胃，月經煩惱自然也就沒有了。

中醫根據這麼多年的臨床研究發現，女性月經是否正常，往往受到臟腑、經絡的很大影響。如果脾胃出現了很大的問題，脾臟不能運輸營養物質，人體的津血就會變得虧虛。脾氣耗損嚴重，時間一長，自然會導致月經失調、痛經、閉經等症狀。最為常見的症狀就是月經時間不規律、月經顏色偏黑，而且在月經期間經常會伴有嚴重的痛經現象。

日常生活中許多不良習慣也會導致月經出現問題，例如飲食不規律、勞累過度等。除此之外，不良情緒也會影響月經，造成疾病。

大怒最容易傷害肝臟，憂思過度最傷害脾臟。長時間的精神壓力過大，或是生活環境改變，都有可能造成機體的血氣不和，臟腑功能失常，進而產生月經方面的疾病。

要預防治療月經問題，其實可以好好利用身體上的一個重要穴位：血海穴。血海穴是脾經上活血化瘀、通絡止痛的要穴。

取穴方法如下：

屈膝，在位於大腿的內側，髕底內側端上兩寸的地方。

按摩方法：

按摩時，可以將雙手掌心放在同側的血海穴上，適當用力揉按一分鐘左右，雙下肢可以進行交替按摩。最好在月經前後幾天，每天睡覺之前和起床的時候各做一次，需要特別提醒大家的是，月經期間要停止按摩。

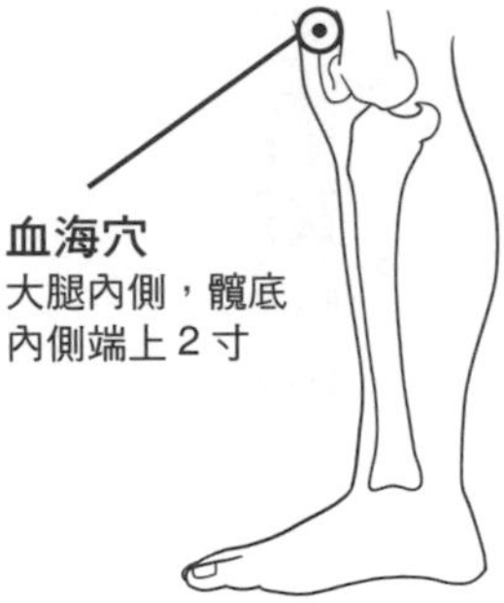

長期按摩血海穴，能夠有效調理月經問題。血海穴是活血化瘀的，所以按摩血海穴具有很好的祛斑功效，每天在上午九到十一時脾經當令時按摩血海穴，祛除臉上雀斑最為有效。除此之外，血海穴還有抗過敏的作用，能夠用來治療濕疹、過敏性鼻炎等。

好皮膚離不開脾胃調和

想要擁有白皙的皮膚，脾胃好壞是關鍵。脾胃如果不好，不僅會引起消化系統和營養吸收等一系列問題，而且還會帶來很多皮膚問題。

皮膚病雖然是見於皮毛肌膚，但是與身體臟腑、氣血陰陽失調都有很大的關係，脾胃功能更會直接影響皮膚狀態的好壞。

常見的一些皮膚問題，比如粉刺、黃褐斑、濕疹等，都是因為脾胃功能失調而造成，所以，調理好脾胃對於皮膚保養是非常重要的。

長時間吃飯不規律，而且經常喜歡吃辛辣、油膩的食物，都會影響到脾胃的吸收和消化，消化功能一旦出現問題，就會直接導致產生各種不良的肌膚狀況。過勞或者是經常熬夜，不僅不利於氣血的正常運行，而且還會引發皮膚的紅腫熱痛、乾燥脫屑、色斑形成。除此之外，如果長時間處於過度的精神壓力，以及不能夠很好地控制自己情緒，經常憤怒、憂愁、思慮過度等，也都會影響到脾胃的消化功能，很容易誘發產生黃褐斑、雀斑。

一、「黃臉婆」是脾氣虛了

「黃臉婆」說的是面色暗黃、面如土色，這主要是因為脾氣虛的表現。建議這些人可以長期服用「補中益氣丸」「人參健脾丸」「五苓散」等。其中「補中益氣丸」能夠提升脾氣；「人參健脾丸」非常適用於由於脾氣虛而引起的血虛，對於經常用腦的人非常有效，而且還能夠解肝鬱、補脾氣。其中的主要成分是人參、白朮、甘草、山藥、蓮子、白扁豆、木香、草豆蔻、陳皮、青皮、六神麴、穀芽、山楂、芡實、薏仁、當歸、枳殼。如果發現自己的面色開始慢慢變得發黃，建議應該長期服用。

「五苓散」具有健脾祛濕、化氣利水的功效，主要成分是豬苓、茯苓、白朮、澤瀉、桂枝。不僅能夠改變面色，而且還能夠讓面容和身材變得更加緊致。

二、臉頰長出黃褐斑，脾氣虛、肝鬱

有很多女性臉上或多或少都會出現一些黃褐斑，這主要是因為肝氣長時間鬱結引起的脾氣虛造成的。建議可以服用「逍遙丸」，它具有疏肝清熱、健脾養血的功效，適用於因肝鬱血虛、肝脾不和導致的經常性頭暈、月經不調等。除此之外，「補中益氣丸」也有一定的祛斑作用。不過祛斑是一個長期的過程，不可能短期內見效。只有長時間持續改善、調理脾胃，三個月之後多能夠明顯地看到效果。

有一些女性屬於濕熱體質，那麼想讓皮膚好，首先要去濕，日常飲食中可以多食用木瓜、鴨肉來

幫助消化。而屬於寒濕的人，則應該以健脾、利濕為主，建議平時多吃一些大棗、猴頭菇等補氣養胃的食品。

需要注意的是，很多人總認為愛長痘是「上火」惹的禍，往往吃苦寒的瀉藥來「去火、排毒」，但苦寒的藥物會嚴重傷害脾胃，千萬不要盲目服用。

國家圖書館出版品預行編目資料

養好脾胃不生病：飲食、運動、穴道,直接又簡單的健運脾胃養命法 / 王淼作. -- 初版. -- 新北市：世茂，2020.10
面；　公分. --（生活健康；B483）

ISBN 978-986-5408-30-5（平裝）

1. 中醫　2. 養生

413.21　　109010300

生活健康 B483

養好脾胃不生病：飲食、運動、穴道入手，直接又簡單的健運脾胃養命法

作　　者／王淼
主　　編／楊鈺儀
特約編輯／陳墨南
封面設計／LEE
出 版 者／世茂出版有限公司
地　　址／（231）新北市新店區民生路 19 號 5 樓
電　　話／（02）2218-3277
傳　　真／（02）2218-3239（訂書專線）
劃撥帳號／19911841
戶　　名／世茂出版有限公司　單次郵購總金額未滿 500 元（含），請加 60 元掛號費
世茂網站／www.coolbooks.com.tw
排版製版／辰皓國際出版製作有限公司
印　　刷／傳興彩色印刷有限公司
初版一刷／2020 年 10 月

I S B N／978-986-5408-30-5
定　　價／380 元